いまさら訊けない！

CKD患者
栄養・運動療法の考えかた，やりかた

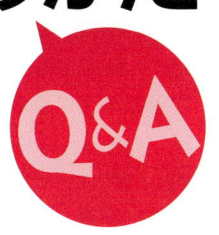

Q&A

加藤明彦 編著
浜松医科大学附属病院血液浄化療法部病院教授

中外医学社

執筆者 (執筆順)

加藤 明彦	浜松医科大学附属病院血液浄化療法部病院教授
石井 宏明	東海大学医学部付属八王子病院栄養科科長
渡邉 潤	浜松医科大学附属病院栄養部副部長
大橋 温	浜松医科大学第１内科
神田 英一郎	東京共済病院腎臓内科部長
田北 貴子	丸山病院腎臓内科
辻 孝之	浜松医科大学第１内科
岩倉 考政	浜松医科大学第１内科
小田巻 眞理	常葉大学健康プロデュース学部健康栄養学科教授
石田 淳子	金城学院大学生活環境学部食環境栄養学科講師
小尾 佳嗣	カリフォルニア大学アーバイン校腎臓・高血圧内科
渡邉 公雄	福島県立医科大学腎臓・高血圧内科
中山 昌明	福島県立医科大学腎臓・高血圧内科教授
荒井 秀典	国立長寿医療研究センター副院長 / 老年学・社会科学研究センター長
山田 友美	リハビリ訪問看護ステーショントライ
若林 秀隆	横浜市立大学附属市民総合医療センターリハビリテーション科診療講師
幸 篤武	高知大学教育学部講師
安藤 富士子	愛知淑徳大学健康医療科学部教授
下方 浩史	名古屋学芸大学大学院栄養科学研究科教授
西 麻希	徳島大学病院栄養部
濵田 康弘	徳島大学大学院医歯薬学研究部疾患治療栄養学分野教授
長井 美穂	東京医科大学腎臓内科, 医師・学生・研究者支援センター講師
菅野 義彦	東京医科大学腎臓内科主任教授
内藤 善隆	浜松医科大学第１内科
安田 日出夫	浜松医科大学第１内科講師
蓮井 誠	浜松医科大学附属病院リハビリテーション科
美津島 隆	浜松医科大学附属病院リハビリテーション科病院教授
堀川 直史	埼玉医科大学かわごえクリニックメンタルヘルス科客員教授
横山 久代	大阪市立大学都市健康・スポーツ研究センター准教授
小山 英則	兵庫医科大学内科学糖尿病・内分泌・代謝科主任教授

原田 孝司	長崎腎病院院長 / 腎臓内科
森山 善文	名古屋共立病院統括部長 / リハビリテーション科
河野 健一	国際医療福祉大学成田保健医療学部理学療法学科講師
松沢 良太	北里大学病院リハビリテーション部
松永 篤彦	北里大学医療衛生学部リハビリテーション学科教授
平松 義博	古賀病院21院長 / 循環器内科
星野 裕信	浜松医科大学整形外科准教授
磯﨑 泰介	聖隷浜松病院腎臓内科部長
鈴木 芳樹	新潟大学保健管理センター教授
戸川 証	静岡済生会総合病院腎臓内科部長
佐々木 環	川崎医科大学腎臓・高血圧内科教授
柏原 直樹	川崎医科大学腎臓・高血圧内科主任教授
入谷 敦	金沢医科大学高齢医学科講師
森本 茂人	金沢医科大学高齢医学科主任教授
矢野 淳子	久留米大学医学部内科学講座腎臓内科部門
深水 圭	久留米大学医学部内科学講座腎臓内科部門主任教授
川添 和義	徳島大学大学院医歯薬学研究部臨床薬学実務教育学教授
黒尾 誠	自治医科大学分子病態治療研究センター抗加齢医学研究部教授
竹谷 豊	徳島大学医学部医科栄養学科臨床食管理学分野教授
吉田 卓矢	静岡県立大学食品栄養科学部臨床栄養学
熊谷 裕通	静岡県立大学食品栄養科学部臨床栄養学教授
長澤 康行	兵庫医科大学内科学腎・透析科講師
武居 光雄	諏訪の杜病院院長
庄司 繁市	白鷺病院院長 / 腎臓内科
伊藤 修	東北大学大学院医学系研究科内部障害学分野准教授
安藤 康宏	国際医療福祉大学病院予防医学センター・腎臓内科教授
松嶋 哲哉	賀茂クリニック院長
山本 智章	新潟リハビリテーション病院院長
山田 実	筑波大学大学院人間総合科学研究科生涯発達科学准教授
金 憲経	東京都健康長寿医療センター研究所研究部長

序

　「いまさら訊けない！」シリーズは，本書で3冊目になります．これまでは，透析患者さんの検査値と薬剤について，それぞれのみかた，考えかた，やりかたについて紹介しましたが，今回は，最近関心が高まっている栄養と運動療法を取り上げました．

　日本人の高齢化は大きな社会問題ですが，慢性腎臓病（CKD）の分野も例外ではありません．多くの患者さんは70歳以上であり，CKD以外にも様々な合併症をかかえています．したがって，診療の目標も，単に生物学的な寿命を延ばすことではなく，いかに元気で活発に過ごしていただくか，すなわち「健康寿命の延伸」に変わってきています．特に，サルコペニアとフレイルの概念が提唱されてからは，これらを早く見つけ，適切かつ必要な介入を行い，これらの進行を抑え，高齢者の機能障害や要介護を防ぐことが重要である，という認識が広まっています．

　本書では，サルコペニアとフレイル対策の根幹をなす栄養と運動療法について，Q&A形式でまとめました．前半は，CKD患者さんにおける栄養評価法，栄養に関連する用語の解説（サルコペニア，フレイルを含む），栄養と関連する病態（嚥下機能など），運動能力の評価法などを紹介し，後半は栄養介入法，運動指導，栄養＋運動療法について書かれています．各項目では，それぞれのクリニカル・クエスチョンに答えるとともに，CKD患者さんの現況や問題点にも触れられています．

　"栄養と運動が大切なことはわかるが，どうしたらよいかわからない"といった声を聞くことがあります．栄養および運動介入は，多職種によるチーム医療が不可欠です．そこで，本書では第一線で活躍されている医師，栄養士，理学療法士にお願いし，それぞれの立場から執筆いただきました．さらに専門領域も，腎臓内科，リハビリテーション科，老年病科，整形外科，循環器科，臨床栄養学など，多岐にわたっています．

　ぜひ本書を手に取り，CKD患者さんに対する栄養介入と運動療法に

興味を持っていただき，明日からの診療に活用いただけると幸いです．本書は，最新情報まで網羅されており，全職種の皆さまに自信を持ってお薦めできる一冊に仕上がっています．

　最後にこの場を借り，本書の完成にご協力いただいた関係各位に深謝申し上げます．

　　　2016年5月
　　　　浜松医科大学医学部附属病院血液浄化療法部　加藤明彦

目　次

I　はじめに

Q1. CKD患者では，どうして栄養と運動療法について考える必要があるのですか？……〈加藤明彦〉　1

II　栄養状態の評価

Q1. 主観的包括的栄養アセスメント（SGA）とは何ですか？ CKD患者の栄養スクリーニングに役立ちますか？
……………………………………………〈石井宏明〉　5

Q2. CKD患者においてエネルギー摂取量はどのように評価すればよいですか？　また，特殊食品はどのように使えばよいですか？…………〈渡邉　潤〉　10

Q3. CKD患者におけるたんぱく質摂取量の評価法を教えてください……………………………〈大橋　温〉　16

Q4. CKD患者における内因性酸産生量の計算法と臨床的な意義を教えてください…………〈神田英一郎〉　19

Q5. GNRIとはどんなスクリーニング法ですか？ GNRIを用いる際の注意点は何ですか？…〈田北貴子〉　24

Q6. 炎症関連スコアには何がありますか？ CKD患者の評価法として有用ですか？　…〈辻　孝之〉　28

Q7. CONUTスコアとはどういった評価法ですか？
……………………………………………〈岩倉考政〉　32

Q8. CTを用いた身体組成の評価法を教えてください．CKD患者では役立ちますか？　…………〈小田巻眞理〉　35

Q9. CKD患者における上腕および下腿の身体計測法と
　　　その注意点を教えてください……………〈石田淳子〉　39
Q10. CKD患者において血中の25(OH)D濃度の測定は
　　　栄養指標として有用ですか？……………〈小尾佳嗣〉　44
Q11. 腹膜透析患者の栄養評価のポイントを教えてください
　　　………………………………〈渡邉公雄　中山昌明〉　50

III　栄養に関連する用語の解説

Q1. サルコペニアとはどういった病態ですか？
　　　サルコペニアの診断法を教えてください
　　　………………………………………………〈荒井秀典〉　54
Q2. サルコペニア肥満が注目されていますが
　　　どういった病態ですか？……………………〈荒井秀典〉　57
Q3. サルコペニアによる摂食嚥下障害について
　　　教えてください………………〈山田友美　若林秀隆〉　60
Q4. フレイルとはどんな病態ですか？　フレイルはどうやって
　　　評価すればよいですか？
　　　…………………〈幸　篤武　安藤富士子　下方浩史〉　65
Q5. CKD患者におけるサルコペニアとフレイルについて
　　　教えてください…………………〈西　麻希　濱田康弘〉　70
Q6. Protein-energy wasting（PEW）とはどういった
　　　病態ですか？　診断基準を教えてください
　　　………………………………〈長井美穂　菅野義彦〉　75
Q7. MIA症候群，MICS，PEWの用語の違いは
　　　何ですか？……………………………………〈加藤明彦〉　80
Q8. 悪液質とはどんな病態ですか？　その診断法と
　　　CKD患者における現状を教えてください
　　　………………………………〈内藤善隆　安田日出夫〉　84

IV 栄養に関連した病態の評価

Q1. 嚥下機能はどうやって評価すればよいですか？
　　CKD患者では嚥下機能と栄養状態は関連しますか？
　　　　　　　　　　　　　　　　〈蓮井 誠　美津島 隆〉　89

Q2. どうやってうつ病を診断すればよいですか？
　　CKD患者ではうつ病と栄養状態は関連しますか？
　　　　　　　　　　　　　　　　　　　　　〈堀川直史〉　95

Q3. 認知機能障害はどう評価するのがよいですか？
　　CKD患者では認知機能と栄養状態は関連しますか？
　　　　　　　　　　　　　　　　　　　　　〈横山久代〉　98

Q4. CKD患者ではどうやって疲労を評価すれば
　　よいですか？　また疲労と栄養状態は関連しますか？
　　　　　　　　　　　　　　　　　　　　〈小山英則〉　103

Q5. CKD患者（透析患者）において，栄養状態は
　　独居や収入などの社会的な側面と関連しますか？
　　　　　　　　　　　　　　　　　　　　〈原田孝司〉　113

V 運動能力の評価

Q1. CKD患者では身体機能をどうやって評価するのが
　　よいですか？……………〈森山善文　河野健一〉　117

Q2. CKD患者では筋力はどうやって評価すれば
　　よいですか？………………〈松沢良太　松永篤彦〉　123

Q3. CKD患者において心肺機能はどう評価すれば
　　よいですか？……………………………〈平松義博〉　127

Q4. ロコモティブシンドロームとはどうやって診断すれば
　　よいですか？……………………………〈星野裕信〉　132

VI 栄養介入

Q1. CKD患者において栄養介入の必要性はどうやって判断すればよいですか？ 食事摂取量や生化学的・身体的栄養指標などからみて，CKD患者への栄養介入の必要性はどうやって判断したらよいか教えてください 〈磯﨑泰介〉136

Q2. CKD患者に対する食事療法基準2014年版が出ましたが，これまでの食事療法基準と変わった点はどんなことですか？ 〈鈴木芳樹〉142

Q3. 地中海食とはどんな食事ですか？ また，CKD患者には有用ですか？ 〈加藤明彦〉149

Q4. CKD患者で不足しやすいビタミンは何ですか？ どう補給した方がよいですか？ 〈戸川 証〉153

Q5. CKD患者で不足しやすい鉄以外の微量元素は何ですか？ どう補給すればよいですか？ 〈佐々木 環　柏原直樹〉157

Q6. CKD患者における天然型ビタミンDの投与法と効果を教えてください 〈入谷 敦　森本茂人〉162

Q7. CKD患者ではカルニチンの投与によってどういった効果が期待されますか？ 〈矢野淳子　深水 圭〉166

Q8. CKD患者において注意が必要なサプリメントは何ですか？ 〈川添和義〉171

Q9. CKD患者におけるリン制限の効果とそのメカニズムを解説してもらえますか？ 〈黒尾 誠〉176

Q10. 食材によってリン吸収率に違いはありますか？ CKD患者ではリン摂取量を抑えるため，どういった食材に注意すればよいですか？ 〈竹谷 豊〉180

Q11. 透析患者における経口からの栄養補給のやりかたと
　　　期待される効果を教えてください
　　　　　　　　　　　　……………………〈吉田卓矢　熊谷裕通〉186
Q12. 透析患者における透析中高カロリー輸液のやりかたと
　　　期待される効果を教えてください
　　　　　　　　　　　　……………………〈熊谷裕通　吉田卓矢〉190
Q13. 塩分摂取量と食事摂取量は関連しますが,
　　　透析患者では食塩摂取量をどう考えれば
　　　よいですか？………………………………………〈長澤康行〉193

VII 運動指導

Q1. CKD患者が運動療法を始める場合, 心機能や腎機能に
　　注意した方がよいですか？…………………〈武居光雄〉197
Q2. CKD患者ではどういった運動効果がありますか？
　　その際に貧血管理は重要ですか？…………〈庄司繁市〉202
Q3. フレイルのあるCKD患者では, どんな運動療法を
　　行えばよいでしょうか？……………………〈伊藤 修〉208
Q4. CKD患者において, 運動を長続きさせるコツは
　　何ですか？……………………………………〈安藤康宏〉212
Q5. 透析中の運動療法について, やり方と注意点を
　　教えてください………………………………〈松嶋哲哉〉218
Q6. ロコトレとはどのような運動ですか？
　　CKD患者にはどのような効果が期待できますか？
　　…………………………………………………〈山本智章〉222

VIII 栄養＋運動療法

Q1. 運動するにあたりどのタイミングで栄養摂取すれば
　　よいですか？　またどんな栄養素が有用ですか？
　　　　　　　　　　　　　　　　　　　　　　〈山田　実〉226

Q2. 栄養と運動療法を組み合わせることにより，
　　どんな効果が期待されますか？ ……………〈金　憲経〉230

Q3. CKD患者において栄養と運動療法の併用効果は
　　ありますか？………………………………〈加藤明彦〉237

索　引……………………………………………………………… 243

I. はじめに

Question 1　CKD患者では，どうして栄養と運動療法について考える必要があるのですか？

Answer
1) 高齢のCKD患者が増えている．
2) CKDは要介護の危険因子である．
3) CKD患者は身体機能が低下しているが，定期的な運動によって改善しうる．
4) 高齢者では，エネルギー摂取不足と腎機能低下は関連する．

■ 1. 高齢のCKD患者が増えている

　CKD患者は，2005年度に成人の12.9％，1,330万人と推定されており，東京都の人口に匹敵する数である．日本腎臓学会の調査[1]によると，CKDの合併頻度は年齢とともに増え，60歳代は男性15.6％，女性14.6％，70歳代は男性27.1％，女性31.3％，80歳代は男性43.1％，女性44.5％であった．

　高齢CKD患者の増加を受け，透析導入年齢も上昇している．日本透析医学会の「わが国の慢性透析療法の現況」[2]によると，2014年度に36,364名が新規透析導入されたが，年齢層では男性が75～79歳，女性が80～85歳が最多であり，75歳以上が男性全体の36.2％，女性全体の46.4％を占める．2013年度と比較すると，男性の導入年齢は0.29歳，女性は0.51歳上昇していた．

■ 2. CKDは要介護の危険因子である

　日本人高齢者を対象とした2年間の前向きコホート研究[3]によると，性別，体格係数，基本チェックリストのスコア，血清アルブミン値で補正しても，CKDは新規の介護保険申請に対する危険因子であった．CKD患者はCKDのない高齢者と比較すると，新たに要介護が必要と

なるリスクは 1.6 倍高い．

■ 3. CKD 患者は身体機能が低下している

CKD 患者は，腎機能の低下とともに身体機能が低下する．日本人 CKD 患者（平均年齢 66.5 歳）を対象に，握力，下肢伸展筋力，片脚立ち時間，最大歩行速度）を計測すると，CKD ステージ G2～G3 患者と比較し，ステージ G4～G5 患者は筋力および身体機能とも低下している[4]．

一方，定期的に運動することで，身体機能が改善することが明らかとなっている．日本人 CKD 患者（平均年齢 68.8 歳）を対象に，Borg 指数で 11～14 相当（自覚度：楽である～ややきつい）の筋トレを月 6 回（1.5～2 時間/回），6 カ月間行うと，身体機能が有意に改善する[5]．海外のランダム化比較試験[6]でも，運動を含めた生活指導を 1 年間行うことで，身体機能および日常生活の活動度が有意に改善することが報告されている．

■ 4. エネルギー摂取不足は腎機能低下と関連する

一般に，ステージ G3b 以降の保存期 CKD 患者はたんぱく質制限が推奨される．しかし，70 歳以上の地域住民男性を対象とした食事摂取調査[7]では，CKD 患者（eGFR≦52.8mL/min/1.73m^2）のエネルギー摂取量は 24.5 kcal/kg/日と少なく，エネルギー摂取不足は eGFR に対する有意な影響因子であった．

したがって，CKD ステージ G3b 以降は喫食状況，体重，疲労感，身体活動度，生化学的栄養指標などを定期的に評価し，早い段階でエネルギーの摂取不足をみつける必要がある．

まとめ

CKD 患者は高齢者が多く，原疾患では糖尿病が最も多い．そのため，運動や食事量が不足しやすく，さらに性ホルモンの低下，インスリン抵抗性，慢性炎症，尿毒症などが加わり，サルコペニアやフレイルを高率に合併する．サルコペニアやフレイルは要支援・要介護の原因となるため，なるべく早い段階でサルコペニア・フレイルをみつけ，栄養ケアと

```
                    CKD の進行
    ┌────┬────┬────┬────┬────┐
   食欲  炎症  インスリン 尿毒症物質 性腺機能
   低下        抵抗性    蓄積      低下症
    │    │    │    │    │
    ↓    └────┴────┴────┘
  体脂肪減少   サルコペニア（骨格筋萎縮）
       ✗  ← 栄養ケアと運動療法 →  ✗
    栄養障害（protein-energy wasting），フレイル，認知機能の低下
              腎機能の悪化，要支援・要介護状態
           末期腎不全，合併症（感染症，心血管病），死亡
```

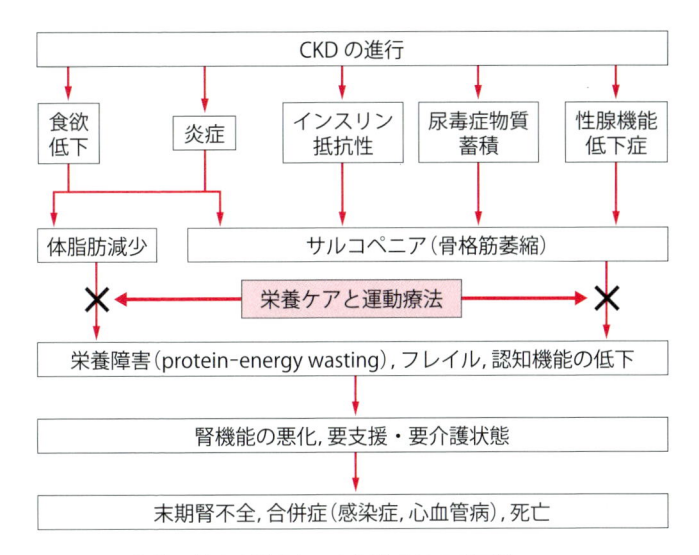

図1 ■ CKD患者に対する栄養ケアと運動療法の重要性

CKDの進行とともに，食欲低下，炎症，インスリン抵抗性，尿毒症物質の蓄積，性ホルモンの低下が起こる．その結果，体脂肪と骨格筋量が減少し，protein-energy wasting（PEW）やフレイルが惹起される．PEWやフレイルを合併すると，腎機能は悪化しやすくなり，さらには要支援・要介護の受給が必要となり，要介護状態になると，末期腎不全に進行しやすく，さらには感染症や心血管病のリスクが高くなり，生命予後が悪化する．したがって，体脂肪減少やサルコペニアとなる前段階（プレサルコペニア）から，積極的な栄養ケアと定期的な運動介入が必要になる．

運動療法によって進行を防ぐことが重要である（図1）．

CKD患者が「元気に長生き」するためには，本書に記載された，1）CKDにおける栄養障害の病態，2）栄養スクリーニングおよび評価法，3）運動評価法，4）栄養介入，5）運動指導を正しく理解し，実践することが重要であり，ぜひとも参考にしていただきたい．

■ 文献

1) Imai E, Horio M, Watanabe T, et al. Prevalence of chronic kidney disease in the Japanese general population. Clin Exp Nephrol. 2009; 13: 621-30.

2) 日本透析医学会統計調査委員会. わが国の慢性透析療法の現況. 2014年12月31日現在.
3) Yamada M, Arai H, Nishiguchi S, et al. Chronic kidney disease (CKD) is an independent risk factor for long-term care insurance (LTCI) need certification among older Japanese adults: a two-year prospective cohort study. Arch Gerontorol Geriatr. 2013; 57: 328-32.
4) Hiraki K, Yasuda T, Hotta C, et al. Decreased physical function in pre-dialysis patients with chronic kidney disease. Clin Exp Nephrol. 2031; 17: 225-31.
5) Hamada M, Yasuda Y, Kato S, et al. The effectiveness and safety of modest exercise in Japanese patients with chronic kidney disease: a single-armed interventional study. Clin Exp Nephrol. 2016; 20: 204-11.
6) Howden EJ, Coombes JS, Strand H, et al. Exercise training in CKD: efficacy, adherence, and safety. Am J Kidney Dis. 2015; 65: 583-91.
7) Luis D, Huang X, Sjögren P, et al. Renal function associated with energy intake in elderly-community dwelling men. Br J Nutr. 2014; 111: 2184-9.

〈加藤明彦〉

II. 栄養状態の評価

Question 1 主観的包括的栄養アセスメント（SGA）とは何ですか？CKD 患者の栄養スクリーニングに役立ちますか？

Answer

1) 主観的包括的栄養アセスメント（SGA）とは，特別な装置や器具を用いることなく，患者の病歴と身体所見のみから得られた情報より栄養状態を評価する方法である．
2) SGA はほとんど侵襲のない簡便な栄養スクリーニング法であり，臨床現場ではいずれの職種であっても容易に実施することができる．
3) CKD 患者の栄養スクリーニングに役立ち，SGA の評価は疾患予後の推定に有用と報告されている．

1. 主観的包括的栄養アセスメント（SGA）とは

　SGA とは subjective global assessment の略で Detsky らにより外科患者を対象に開発された栄養アセスメントの手法である[1]．SGA では特別な装置や器具を用いることなく，病歴と身体所見のみから栄養状態を主観的に 3 つのグレードに分類するものである（図 1）．病歴は，①体重の変化，②食物摂取状況の変化，③消化器症状，④機能状態，⑤疾患と栄養必要量の関係，などの 5 項目からなるが，いずれも簡単な問診により評価可能である．また，身体症状は，①皮下脂肪の減少，②筋肉量の減少，③下肢の浮腫，④仙骨部の浮腫，⑤腹水からなり，あくまで主観的な評価として，A：栄養状態良好，B：中等度栄養障害，C：重度栄養障害の 3 段階で栄養状態を判定する．

2. SGA を実践するうえでのポイント

　SGA はほとんど侵襲のない簡便な栄養スクリーニング法であり，臨

```
A. 病歴
  1. 体重の変化（Weight change）
     過去6カ月以内の体重減少量_____kg, 減少率_____%
     過去2週間における体重の変化：□ 増加　　□ 変化なし　　□ 減少
  2. 通常時と比較した場合の食物摂取の変化（Dietary intake change）
     変化なし
     変化あり　期間____（週）____（日）
  3. 2週間持続する消化器症状（Gastrointestinal symptoms）
     □ なし　　□ 悪心　　□ 嘔吐　　□ 下痢　　□ 食欲不振
  4. 機能状態（Functional capacity）
     機能不全なし
     機能不全あり　期間____（週）____（日）
                □ 日常生活可能　　□ 歩行可能　　□ ねたきり
  5. 疾患および栄養必要量との関係（Disease and its relation to nutritional requirement）
     初期診断_____
     代謝需要：□ ストレスなし　　□ 軽度　　□ 中等度　　□ 高度

B. 身体所見（スコアによる評価：0＝正常；1＝軽度；2＝中等度；3＝高度）
  1. 皮下脂肪の減少（三頭筋, 胸部）　　　_____
  2. 筋肉の消失（四頭筋, 三角筋）　　　　_____
  3. 下肢浮腫　　　　　　　　　　　　　_____
  4. 仙骨部浮腫　　　　　　　　　　　　_____
  5. 腹水　　　　　　　　　　　　　　　_____

C. 主観的包括的評価
   □ 栄養状態良好　　□ 中等度の栄養不良またはそのリスクあり　　□ 高度の栄養不良
```

図1 ■ 主観的包括的評価（SGA）

表1 ■ SGAの利点と問題点

- 利点
  ① 簡便で誰でも比較的容易に調査できる
  ② 観察者による差異が少なく再現性が高い
  ③ 国際的に認知されている
- 問題点
  ① 問診に時間と手間がかかる
  ② 簡便であるが慣れないと判断に迷いやすい
  ③ 客観的指標（ODA）の身体計測や生化学検査と組み合わせるとより効果的である

床現場ではいずれの職種であっても容易に実施することができる．ただし，SGAで判定すべきものは低栄養であり，過栄養の判定は当初より想定されていない．簡便で，誰でも比較的容易に行えることから，広く使われているが，主観的な評価法であるために誤差の生じる可能性があ

る．SGAの利点と問題点を表1に示す．SGAを使用するにあたってはこれらの特徴を十分理解したうえで活用するべきである．SGAを実施するタイミングとして入院時のスクリーニングとしては有用で，低栄養に対する栄養介入の基準として利用できる．

長期入院患者においては，SGAは繰り返し行い再評価が必要で，いずれにしてもモニタリングが重要となる．身体観察のポイントとして，ネフローゼ症候群や腹水や浮腫を伴う疾患，心不全などを併発している場合には体重の変化率の評価には注意が必要である．また，慢性疾患でもともと低体重の場合にはわずかな体重減少率でも有意な変化とすべきで，BMIなどの身体計測と組み合わせるとよい．

■ 3. 栄養スクリーニングとしての有用性

Sungurtekinらは，入院患者のSGAによる評価と血清アルブミン値，総コレステロール値，リンパ球数との間に有意な相関関係があることを報告している[2]．また，Stenvinkelらは，SGAで中等度・高度栄養不良と評価された糖尿病・心疾患患者は高率に慢性腎不全に移行したと報告している[3]．さらに，慢性腎不全患者において，SGAの評価は疾患予後の推定に有用と報告され[4]，透析患者においてもDetskyらのSGAでは有用性が高いことが報告されている[5,6]．

腹膜透析患者680名を対象に行われたCanada and United States (CANUSA) studyでは，最初から3段階評価するのではなく，各項目1～7点の点数をつけ最終的に3段階評価に集約する方法が用いられた（図2）[7]．CANUSA studyによれば，腹膜透析患者においてSGAの点数が1点下がるごとに死亡率が25％上昇すると報告している．ほかにもKalantar-ZadehらによるDialysis Malnutrition Score[8]やStenvinkelらによる4点式SGA[9]などが試みられている．National Kidney FoundationによるガイドラインKidney Disease Outcomes Quality Initiative (K/DOQI)では，CANUSA studyで使われた7点式SGAを使用することが推奨されている[10]．K/DOQI版SGAでは，図2の7点式SGAの④身体機能と⑤栄養必要量と関係する疾病/合併症を削除したバージョンとなる．7点式SGAは血液透析患者でも有用性が高いことが報

```
〈病歴〉                                                                          点数
 1. 体重変化                                                                      1〜7
      6カ月前のドライウエイト：_____ kg
      現在のドライウエイト   ：_____ kg
      過去6カ月の体重減少量：_____ kg    減少率_____%
      過去2週間の体重変化 　：□ 変化なし    □ 増加    □ 減少    _____

 2. 食事摂取状況 □ 変化なし(適切)   □ 変化なし(不足)
      変化：□ 食事摂取減少_____ kcal   たんぱく質_____ g   期間：_____週
           □ 流動食    □ 水分補給＋α程度の流動食    □ 絶食           _____

 3. 消化器症状
      症状：           頻度：           持続期間：
      □ なし          _____       _____
      □ 悪心          _____       _____
      □ 嘔吐          _____       _____
      □ 下痢          _____       _____
      □ 食欲不振      _____       _____
          なし, 毎日, 2〜3回/週, 1〜2回/週    >2週間, <2週間          _____

 4. 身体機能
      状態：□ 障害なし    □ 障害あり
      □ 歩行可能     □ 日常活動可能    □ 軽い活動可能
      □ ベッド・椅子上での生活    □ 寝たきり                              _____

 5. 疾患および栄養必要量との関係
      初期診断：
      栄養必要量    ：□ 標準     □ 増加      □ 減少
      急性代謝ストレス：□ なし    □ 軽度      □ 中等度    □ 重度       _____

〈身体所見〉
   皮下脂肪の減少(下眼瞼・上腕三頭筋・上腕二頭筋・胸部)：□ 複数箇所    □ 全箇所
   筋肉量の減少(こめかみ・鎖骨・肩甲骨・肋骨・
              大腿四頭筋・ふくらはぎ・膝・骨間)：□ 複数箇所    □ 全箇所
   低栄養に関した浮腫/体重変化時に診る      ：□ なし         □ あり    _____

〈SGA栄養状態評価〉
   □ 軽度栄養障害〜栄養状態良好：6〜7点が最も多い, 改善傾向
   □ 中等度栄養障害：3〜5点が最も多い, 良好とも重度栄養障害ともいえない
   □ 重度栄養障害 ：1〜2点が最も多い, 明らかな栄養障害
```

図2 ■ 7点式SGA（Canada-USA（CANUSA）Peritoneal Dialysis Study Group. J Am Soc Nephrol. 1996; 7: 198-207）[7]

告されている[11].

このように，SGAは簡便な栄養スクリーニングツールでありながら，かなり有用性が高いツールでもある．

■ 文献

1) Detsky AS, McLaughlin JR, Baker JP, et al. What is subjective global assessment of nutritional status? J Parenter Enteral Nutr. 1987; 11: 8-13.
2) Sungurtekin H, Sungurtekin U, Hanci V, et al. Comparison of two nutrition assessment Techniques I hospitalized patients. Nutrition. 2004; 20: 428-32.
3) Stenvinkel P, Barany P, Chung SH, et al. A comparative analysis of nutritional parameters as predictors of outcome in male and female ESRD patients. Nephrol Dial Transplant. 2002; 17: 1266-74.
4) Pifer TB, McCullogh KP, Port FK, et al. Mortality risk in hemodialysis patients and changes in nutritional indicators: DOOPS. Kidney Int. 2002; 62: 2238-45.
5) Young GA, McLaughlin JR, Baker JP, et al. Nutritional assessment of continuous ambulatory peritoneal dialysis patients: an intentional study. Am J Kidney Dis. 1991; 17: 462-71.
6) Enia G, Sicuso C, Alati G, et al. Subjective global assessment nutrition in dialysis patients. J Am Soc Nephrol. 1991; 1: 323.
7) Canada-USA（CANUSA）Peritoneal Dialysis Study Group. Adequacy of dialysis and nutrition in continuous peritoneal dialysis: association with clinical outcomes. J Am Soc Nephrol. 1996; 7: 198-207.
8) Kalantar－Zadeh K, Kleiner M, Dunne E, et al. A modified quantitative subjective global assessment of nutrition for dialysis patients. Nephrol Dial Transplant. 1999; 14: 1732-8.
9) Stenvinkel P, Heimburger O, Paultre F, et al. Strong association between malnutrition, inflammation, and atherosclerosis in chronic renal failure. Kidney Int. 1999; 55: 1899-911.
10) National Kidney Foundation: Kidney disease outcomes quality initiative clinical practice guidelines for nutrition in chronic renal failure. Am J Kidney Dis. 2000; 35: 30-1.
11) Jones CH, Wolfenden RC, Wells LM. Is subjective global assessment areliable measure of nutritional status in hemodialysis? J Ren Nutr. 2004; 14: 26-30.

〈石井宏明〉

II. 栄養状態の評価

Question 2
CKD患者においてエネルギー摂取量はどのように評価すればよいですか？
また，特殊食品はどのように使えばよいですか？

Answer
1) CKD患者におけるエネルギー摂取量の推定は，保存期，透析期ともに食事摂取量調査により行う．
2) 食事摂取量調査によるエネルギー摂取量そのものの正確な推定は困難とされているが，摂取量の過不足は体重（透析期ではドライウェイト）の増減により評価することができる．
3) CKD患者用の特殊食品には，たんぱく質調整食品とエネルギー調整用食品がある．

1. エネルギー摂取量の評価

エネルギーや栄養素の摂取量を推定する方法として，保存期，透析期を問わずに使用できるのは食事摂取量調査である．

食事摂取量調査には食事記録法，24時間食事思い出し法，食事摂取頻度調査法などがあるが[1]，いずれの場合も過少申告・過大申告と日間変動という問題があるため，エネルギー摂取量そのものの正確な測定は困難とされている[2]．食事摂取量調査の種類と特徴を表1に示す．

生体指標によるエネルギー摂取量の推定はできないが，たんぱく質摂取量は，保存期では24時間蓄尿による尿中尿素窒素1日排泄量，透析期（ただし，腎機能が廃絶した無尿患者に限る）では透析前後の血中尿素窒素値による標準化たんぱく異化率（normalized protein catabolic rate：nPCR）[3]を使って間接的に推定できる．

これらの生体指標を用いて推定されたたんぱく質摂取量と，食事摂取量調査から推定されたたんぱく質摂取量の差異を考慮するなど，多面的

表 1 ■ 食事摂取量の調査方法（坪野吉孝, 他. 栄養疫学. 東京: 南江堂; 2001. p.58-9[1]）を改変）

	概　要	長　所	短　所	長期間の平均的な摂取量を個人レベルで評価できるか
食事記録法	摂取した食物を調査対象者が自分で調査表に記入する．重量を測定する場合（秤量法）と，目安量を記入する場合（目安量法）がある．食品成分表を用いて栄養素摂取量を計算する．	対象者の記憶に依存しない．他の調査票の精度を評価する際の，ゴールドスタンダードとして使われることが多い．	対象者の負担が大きい．調査期間中の食事が，通常と異なる可能性がある．コーディングに手間がかかる．食品成分表の精度に依存する．	多くの栄養素では，長期間の調査を行わないと不可能．
24時間食事思い出し法	前日の食事，または調査時点から遡って24時間分の食物摂取を，調査員が対象者に問診する．フードモデルや写真を使って，目安量を訪ねる．食品成分表を用いて栄養素摂取量を計算する．	対象者の負担は，比較的少ない．比較的高い参加率を得られる．	熟練した調査員が必要．対象者の記憶に依存する．コーディングに手間がかかる．食品成分表の精度に依存する．	多くの栄養素では，長期間の調査を行わないと不可能．
食物摂取頻度調査法	数十～百数十項目の食品の摂取頻度を，調査票を用いて尋ねる．その回答をもとに，食品成分表を用いて栄養素摂取量を計算する．	簡単に調査を行える．対象者1人当たりのコストが安く，データ処理に要する時間と労力が少ない．標準化にたけている．	対象者の記憶に依存する．得られる結果は質問項目や選択肢に依存する．食品成分表の精度に依存する．調査票の精度を評価するための，妥当性研究を行う必要がある．	可能
生体指標	血液，尿，毛髪，皮下脂肪などの生体試料を採取して，化学分析する．	対象者の記憶に依存しない．他の調査票の精度を評価する際の，ゴールドスタンダードとして使われることが多い．食品成分表の精度に依存しない．摂取量の大部分が吸収され，かつ，その大部分が尿中に排泄されるミネラル（ナトリウムやカリウム）では有用な調査法．	摂取量を直接測定するわけではないため，あくまでも摂取量の代替値としての扱いにとどまる．試料の分析に，手間と費用がかかる．試料採取時の条件（空腹か否かなど）の影響を受ける場合がある．摂取量以外の要因（代謝・吸収，喫煙・飲酒など）の影響を受ける場合がある．	栄養素により異なる．

表2 ■ CKD患者用特殊食品の栄養成分

品名	成分単位	エネルギー (kcal)	水分 (g)	たんぱく質 (g)	脂質 (g)	糖質 (g)	ナトリウム (mg)	カリウム (mg)	カルシウム (mg)	リン (mg)	食塩相当量 (g)
たんぱく質調整食品											
ごはん											
ゆめごはん1/35	180g当り	299	106.6	0.13	0.9	72.5	4	0.4	9	22	0.01
ピーエルシーごはん炊き上げ一番1/25	180g当り	300	105.1	0.18	0.3〜1.4	73.7	1〜5	0	—	24	0
レナケアーサトウの低たんぱくごはん1/25	180g当り	295	106	0.18	0.7	72	0	0	10	27	0
生活日記ごはん1/25	180g当り	306	103.3	0.18	0〜2.2	73.7	0〜22	0〜8	—	5〜31	0〜0.056
ゆめごはん1/25	180g当り	292	108	0.2	0.7	71.1	2	0.4	9	27	0.01
パン											
ゆめベーカリーたんぱく質調整食パン	約100g当り	260	41.4	0.5	5.9	50.3	26.3	15.8	5.2	25	0.07
越後の食パン	約100g当り	268	38.5	0.37	5.9	52.6	260	14	—	6	0.7
生活日記パン	約50g当り	221	8.8	1.9	11.8	26.7	118	33	5	18	0.3
もち											
ゲンブンの力餅	45g当り	90	22.6	0.09	0.09	22.2	1.4	1.9	4.6	2.2	0.003
たんぱく質調整賓粒米シリーズ純米もち	33g当り	70	15.7	0.17	0.2	16.9	0	0.6	—	6.8	0
麺類											
アプロテンたんぱく調整スパゲティタイプ	100g当り	357	11.6	0.4	0.7	87.2	18	15	—	19	0
ジンゾウ先生のでんぷん生パスタ	100g当り	293	27	0.1	0.9	71	260	2	—	24	0.7
げんたそば	100g当り	354	12.5	2.9	0.8	83.7	3.6	93	13	51.5	0
ジンゾウ先生のでんぷんそば	100g当り	278	31	1	0.6	67	123	30	—	41	0.3
げんたうどん	100g当り	352	13.1	1.9	1	83.8	20.8	29.8	18.2	42.6	0.1
げんたそうめん	100g当り	353	13.5	2.8	1.3	82.5	21.5	43	16.1	50	0
ジンゾウ先生のでんぷん生ラーメン	100g当り	283	29	0.2	0.2	70	27	6	—	20	0.1

(次頁につづく)

表2 ■ つづき

品名	成分単位	エネルギー(kcal)	水分(g)	たんぱく質(g)	脂質(g)	糖質(g)	ナトリウム(mg)	カリウム(mg)	カルシウム(mg)	リン(mg)	食塩相当(g)
エネルギー調整用食品											
てんぷん糖　粉飴	100g 当り	388	3	0	0	0	0	0	0	0	0
油脂　マクトンオイル	100g 当り	900	–	0	100	0	0	–	–	–	–
マクトンゼロパウダー	12.7g 当り	100	0.1	0	10	2.5	3.2	0.2	0.7	0.2	0.01
MCT入りサンドビスケット	19.5g 当り	96	–	0.9	4.5	12.9	6.9	14.1	255	8	0.02
たんぱく調整ビスコ	10.9g 当り	55	–	0.3	2.4	7.9	12	6	–	6	0.03
菓子・デザート　カップアガロリーオレンジ(ゼリー)	83g 当り	150	45.2	0	0	37.5	3	5	100	1	0
ニューマクトンプチゼリーメロン	25g 当り	50	12.2	0	0.5	11.2	10	1.8	3.6	0.25	0.03
濃厚流動食品　明治リーナレンLP	125mL 当り	200	94.8	2	5.6	35	60	60	60	40	0.15
明治リーナレンMP	125mL 当り	200	93.6	7	5.6	30	120	60	60	70	0.3
レナウェルA	125mL 当り	200	94	0.75	8.9	29.3	60	20	10	20	0.2
レナウェル3	125mL 当り	200	64	3	8.9	27	60	20	10	20	0.2
レナジー bit	125mL 当り	150	101	0.9	4.2	27.2	45	0〜10	2.5	5〜15	0.11

に食事摂取量調査の正確性を検証したうえで，エネルギー摂取量を評価することが望まれる．なお，これらの指標を用いるに当たっては，それぞれの指標における特徴を理解することが必要である．

■ 2. エネルギー摂取量の過不足評価

エネルギー摂取量そのものの評価は困難であるが，エネルギー摂取量の中・長期的な過不足は，体重（透析期ではドライウェイト）の増減から評価することができる．ただし，保存期では浮腫による体重変化を考慮する必要がある．エネルギー摂取量過剰では肥満をきたし，不足が続くとるい痩・低栄養となる．

体重の増減によりエネルギー摂取量の過不足を評価する場合，生体電気インピーダンス分析（bioelectrical impedance analysis：BIA）法などで計測された体組成を同時に評価することも重要である[4]．体組成データから浮腫の有無により，エネルギー摂取量の過不足以外による体重の増減を判別し，体脂肪量および骨格筋量の増減により，エネルギー摂取量の過不足を評価する．

■ 3. CKD の食事療法に欠かせない特殊食品（表2）

保存期の食事療法では，たんぱく質制限に伴う栄養障害を防止するために，たんぱく質制限内で良質なたんぱく質を確保し，エネルギー摂取不足を防止することが重要である．また，透析期ではたんぱく質制限は緩やかになるが，これに伴うリンおよびカリウムの増加を防止する必要がある．

これらの食事療法を実施していくためには，一般食品の組み合わせのみでは限界があるため，たんぱく質調整食品やエネルギー調整用食品をはじめとした特殊食品を活用することが望ましい．

保存期ではごはん，パン，麺類などの主食類を，たんぱく質が調整された特殊食品に置き換えることで，主食由来のたんぱく質を減量し，肉，魚，卵，大豆製品など，良質なたんぱく質性食品の摂取量を確保するとともに，摂取エネルギー量を確保する．加えてでんぷん糖（粉飴）や中鎖脂肪酸（MCT），たんぱく質調整濃厚流動食などのエネルギー調整用食品を組み合わせて，摂取エネルギー量を確保する．

CKDでは血清カリウム値や血清リン値などの上昇が認められる一方，保存期の食事療法や透析療法により，一部のビタミンやミネラルが不足するとの報告もあるため[4]，ビタミン・ミネラルに配慮した低たんぱく質・高エネルギー飲料の利用も効果的である．

■ 文献

1) 坪野吉孝, 久道　茂. 栄養疫学. 東京: 南江堂; 2001. p.58-9.
2) 厚生労働省. 日本人の食事摂取基準 (2015年版). 東京: 第一出版; 2014. p.21-44.
3) 松永智二. 標準化蛋白異化率. 透析ケア. 2014; 20: 256-8.
4) 小林由美, 関根優子, 加藤順子, 他. 低たんぱく食事療法施行中の慢性腎不全患者における筋肉量影響因子の検討—摂取栄養素の観点から—. 日本病態栄養学雑誌. 2007; 10: 189-94.
5) 加藤明彦. 腎不全におけるサプリメントの適応と注意点. 臨牀透析. 2008; 24: 1729-36.

〈渡邉　潤〉

II. 栄養状態の評価

Question 3 CKD 患者におけるたんぱく質摂取量の評価法を教えてください

Answer
1) 保存期（非透析期）患者では，1日尿中尿素窒素排泄量を用いた Maroni の式によりたんぱく質摂取量の評価が可能である．
2) 透析患者では，標準化たんぱく異化率（normalized protein catabolic rate: nPCR）や食事記録法を用いてたんぱく質摂取量を評価することが可能である．

■ 1. 保存期および透析期の CKD 患者のたんぱく質摂取量の評価方法

❶ 保存期

透析に至っていない保存期（非透析期）患者では，蓄尿による1日尿素窒素排泄量をもとに Maroni の式でたんぱく質摂取量を評価することが可能である．

● Maroni の式

1日のたんぱく質摂取量（g/日）
$$= [1日尿中尿素窒素排泄量(g) + 0.031 \times 体重(kg)] \times 6.25$$

なお，高度たんぱく尿（もしくはネフローゼ症候群）の患者では，上式に1日尿たんぱく排泄量を加算する考え方もある[1]．

❷ 透析期

透析患者では，自尿が得られないことより，Maroni の式によるたんぱく質摂取量の評価は不可能である．

そこで，体たんぱくの異化の速度は，体たんぱくの同化速度に等しく，たんぱく同化速度はたんぱく摂取量に等しいという考えから，標準化たんぱく異化率（normalized protein catabolic rate: nPCR）が汎用されている[2]．各種計算式があるが，日本透析医学会統計調査を含め下

記の方法が一般的である．しかし現実的には計算式が複雑であるため，さまざまな nPCR を計算してくれる URL にアクセスして，必要データを入力して計算していることが多い．

- ●nPCR の求め方

  $A = 1.0171 \times (R - 0.000133\ TD)^{0.99}$

  $B = TD / Ln(A)$

  $G1 = \dfrac{(1-A) + R(1-A^2)}{10080 - 3TD + (A^2 + A - 2)(2880 - TD + B)} \times Cs$

  $G2 = G1 + \dfrac{1.82\ dBW \times Cs}{4320 - TD}$

  $nPCR\ (g/kg/day) = 5140\ G2 + 0.16$

  TD：分単位の透析時間
  dBW：透析による体重減少量
  BW：透析後の体重
  Cs：g/L 単位の透析前 BUN
  CE：g/L 単位の透析後 BUN
  R：透析前 BUN に対する透析後 BUN の比（R = CE/Cs）

食事記録法は透析患者にかかわらず行われる方法で，たんぱく質のみならず，カロリーなどの評価もできるメリットがあるが，煩雑で，患者・家族の記載の正確性に依存するというデメリットも存在する．

■ 2. 保存期におけるたんぱく質制限の概念とメリット

たんぱく質制限は，尿毒素の蓄積を軽減し，ミネラル代謝異常や代謝性アシドーシスも改善することから，腎機能の低下自体を抑制する効果が乏しくても，腎代替療法の導入を遅らせることが可能であると考えられている[3]．しかし，その一方で，サルコペニア（sarcopenia），protein-energy wasting や，フレイル（frailty）などへの懸念から，一定のたんぱく質を確保すべきであるという見解もある．よって，標準的治療としてのたんぱく質制限は，0.6〜0.8 g/kg/ 標準体重/日が推奨され，たんぱく質制限の適応は，ステージ G3b より進行した CKD であるが，画一

的な制限は不適切であり，個々の症例に応じた検討が必要であるとされている[4]．

■ 3. 透析患者のたんぱく質摂取状況

血液透析，腹膜透析ともに，摂取不足の回避から下限値を設けるとともに，たんぱく質摂取の増加にしたがってリン摂取量が増加する危惧があるため，上限値が設定されている．以上より，たんぱく質の摂取基準として 0.9〜1.2g/kg/ 日が提唱されている[5]．

透析時間，血流量，ダイアライザー膜面積などの透析条件が高い患者は，nPCR が大きい傾向がみられ，たんぱく質摂取量が多いことが示されている[6]．

なお透析患者の高齢化が進んでいるが，高齢の非血液透析患者に比べて血液透析患者ではたんぱく質の摂取が少なく，さらに透析日は非透析日に比較してたんぱく質の摂取が少ないことが知られているため[7]，低栄養に陥らせないためにも，高齢者での血液透析日のたんぱく質摂取のモニタリングが重要視されている．

■ 文献

1) Maroni BJ, Steinman TI, Mitch WE. A method for estimating nitrogen intake of patients with chronic renal failure. Kidney Int. 1985; 27: 58-65.
2) Shinzato T, Nakai S, Fujita Y, et al. Determination of Kt/V and protein catabolic rate using pre- and postdialysis blood urea nitrogen concentrations. Nephron. 1994; 67: 280-90.
3) Fouque D, Laville M. Low protein diets for chronic kidney disease in non diabetic adults. Cochrane Database Syst Rev. 2009; CD001892.
4) 日本腎臓学会. エビデンスに基づく CKD 診療ガイドライン 2013.
5) 中尾俊之, 菅野義彦, 長澤康行, 他. 慢性透析患者の食事療法基準. 透析会誌. 2014; 47: 287-91.
6) 日本透析医学会. 2008 年末の慢性透析患者に関する基礎集計.
7) Martins AM, Dias Rodrigues JC, de Oliveria Santin FG, et al. Food intake assessment of elderly patients on hemodialysis. J Ren Nutr. 2015; 25: 321-6.

〈大橋 温〉

II. 栄養状態の評価

Question 4　CKD患者における内因性酸産生量の計算法と臨床的な意義を教えてください

Answer

1) 内因性酸産生量は，摂取した食事量や内容に関係している．内因性酸産生量に関係する指標はいくつか報告されており，食事摂取量や蓄尿のデータに基づいて計算することができる．
2) 食事による酸負荷が多いほど，CKD患者の腎機能が低下しやすい．

■ 1. 内因性酸産生量の計算

　食事や細胞の代謝によって酸が体に負荷される．この酸を不揮発性酸とよび，主なものに，硫酸，硝酸，リン酸がある．1日に食事や体内代謝で負荷されるH^+は約1mEq/kg/dayである．その他，細胞呼吸でCO_2として負荷される酸があり，これを揮発性酸とよぶ．不揮発性酸は腎臓から，揮発性酸は肺から排泄される．腎臓からの酸排泄は，滴定酸（主にリン酸イオン）排泄とアンモニウムイオン（NH_4^+）排泄で行われる．
　食事は酸ないし塩基を負荷し，内因性酸産生に影響する．内因性酸産生量や食事による酸負荷の指標が報告されている（表1）．endogenous acid production（EAP）は，食事や細胞代謝で産生された不揮発性酸の総量を表す．そのEAPから消化管から吸収されたアルカリ〔gastro-intestinal（GI）alkali absorption〕の影響を引いたものが，負荷された不揮発性酸の正味の量であり，net endogenous acid production（NEAP）である．potential renal acid load（PRAL）は，酸負荷が食品のイオン吸収率の違いによって生じることを考慮した腎臓の酸負荷の指標である．NEAPは，PRALと有機酸〔organic anion（OA）〕の合計となる．net acid excretion（NAE）は，腎から排泄される酸の総量である．

表 1 ■ 内因性酸産生に関連する指標の計算法（Scialla JJ, et al. Adv Chronic Kidney Dis. 2013; 20: 141-9[1] より改変）

指標	意味	他の指標との関係	計算に必要なデータ	計算方法
endogenous acid production (EAP)	内因性酸の総産生量	EAP＝NEAP＋GI alkali absorption	摂取量 24時間蓄尿	摂取量による計算法： EAP (mEq/day)＝0.75×食事中硫黄摂取量 (mEq/day)＋OA (mEq/day) 蓄尿による計算法： EAP (mEq/day)＝尿中 SO_4 排泄量 (mEq/day)＋OA (mEq/day)
gastrointestinal (GI) alkali absorption	消化管から吸収されたアルカリ総量	GI alkali absorption＝EAP－NEAP	摂取量	GI alkali absorption (mEq/day) ＝0.95×Na 摂取 (mEq/day) ＋0.8×K 摂取量 (mEq/day) ＋0.25×Ca 摂取量 (mEq/day) ＋0.32×Mg 摂取量 (mEq/day) －0.95×CL 摂取量 (mEq/day) －0.63×P 摂取量 (mEq/day)
net endogenous acid production (NEAP)	負荷された内因性酸の正味の量	NEAP＝EAP－GI alkali absorption NEAP＝PRAL＋OA	摂取量	直接計算法： NEAP (mEq/day)＝EAP－GI alkali absorption 間接計算法： NEAP (mEq/day)＝〔54.5×たんぱく質摂取量 (g/day)/K 摂取量 (mEq/day)〕－10.2
potential renal acid load (PRAL)	腎臓に対する酸負荷量	PRAL＝NEAP－OA	摂取量	PRAL (mEq/day)＝0.49×たんぱく質摂取量 (d/day)＋0.037×P (mg/day)－0.021×K (mg/day)－0.026×Mg (mg/day)－0.013×Ca (mg/day)
net acid excretion (NAE)	腎から排泄される酸の総量	NAE≒NEAP NAE≒PRAL＋OA	24時間蓄尿	直接計算法： NAE (mEq/day)＝NH_4^+ (mEq/day)＋滴定酸 (mEq/day)－HCO_3 (mEq/day) 間接計算法： NAE (mEq/day)＝[CL (mEq/day)＋P (mEq/day)＋SO_4 (mEq/day)＋OA (mEq/day)]－[Na (mEq/day)＋K (mEq/day)＋Ca (mEq/day)＋Mg (mEq/day)]

略語：OA, organic anion（有機酸）；P, リン酸；SO_4, 硫酸塩；HCO_3, 重炭酸
OA の計算方法：
OA (mEq/day)＝体表面積 (m^2)×41/1.73
OA (mEq/day)＝32.9＋0.15×GI alkali absorption (mEq/day)

滴定酸排泄量とアンモニウムイオン排泄量から重炭酸（HCO_3）排泄量を引いたものであり，NEAPの近似値となる．酸負荷は食品のイオン吸収率の違いが関与しているため，この関係に基づいて，摂取量や蓄尿のデータを利用した各指標の計算式が報告されている（表1）[1,2]．なお，OAは体表面積やアルカリの吸収量から推算される．

■ 2. 内因性酸の臨床的な意義

　食事による酸負荷は，内因性酸として，アンモニウムの産生，レニン－アンジオテンシン－アルドステロン系そしてエンドセリン産生に影響し，補体の活性化や線維化を促進させることで慢性腎臓病（CKD）を進行させる（図1）[1,3,4]．たんぱく質摂取は，代謝性アシドーシスを介して，腎機能を低下させることが報告されている[5]．これまでの米国および日本の観察研究によると，食事による酸負荷が多いほど，CKD患者の腎機能が低下しやすいことが報告されている[6-8]（図2）．酸は動物性たんぱく質に多く，塩基は果物や野菜に多く含まれている．CKDステージG1およびG2の患者を対象に行われた介入研究によると，NEAPを減らすため果物や野菜を投与されたステージG2の患者では，アルブミン

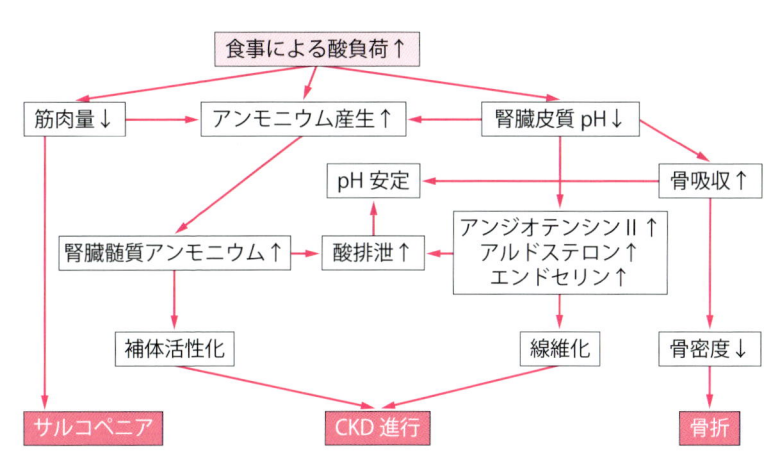

図1 ■ 食事による酸負荷による腎障害の機序（Scialla JJ, et al. Adv Chronic Kidney Dis. 2013; 20: 141-9[1] より改変）

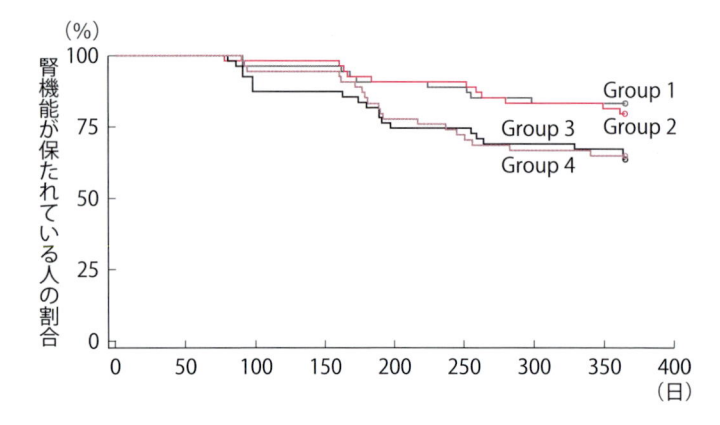

図2 ■ 高NEAP群は低NEAP群に比べ腎機能が低下する（Kanda E, et al. Am J Nephrol. 2014; 39: 145-52[7]）より改変）
高齢CKD患者をNEAPによって4群に分け，低NEAPから高NEAPにかけてGroup 1などとした．透析導入ないし糸球体濾過量の25%以上低下したことをアウトカムとし，各Groupの腎機能が保たれていた人の割合を，Kaplan Meier法で経時的に比較した．Group1と2に比べてGroup3と4では腎機能の予後が悪かった（Log-rank test p=0.036）．
NEAP: net endogenous acid production

尿の減量が認められた[9]．また，ステージG3を対象に行われた介入研究では，果物や野菜を投与された群では対照群よりも，腎機能の低下が抑制された[10]．これらの研究から，食事による酸負荷を減らすことが，腎機能低下を抑制することが示唆されている．

■ 文献

1) Scialla JJ, Anderson CA. Dietary acid load: a novel nutritional target in chronic kidney disease? Adv Chronic Kidney Dis. 2013; 20: 141-9.
2) Remer T, Manz F. Potential renal acid load of foods and its influence on urine pH. J Am Diet Assoc. 1995; 95: 791-7.
3) Wesson DE, Simoni J, Broglio K, et al. Acid retention accompanies reduced GFR in humans and increases plasma levels of endothelin and aldosterone. Am J Physiol Renal Physiol. 2011; 300: F830-7.

4) Wesson DE, Simoni J. Acid retention during kidney failure induces endothelin and aldosterone production which lead to progressive GFR decline, a situation ameliorated by alkali diet. Kidney Int. 2010; 78: 1128-35.
5) Phisitkul S, Hacker C, Simoni J, et al. Dietary protein causes a decline in the glomerular filtration rate of the remnant kidney mediated by metabolic acidosis and endothelin receptors. Kidney Int. 2008; 73: 192-9.
6) Scialla JJ, Appel LJ, Astor BC, et al. Net endogenous acid production is associated with a faster decline in GFR in African Americans. Kidney Int. 2012; 82: 106-12.
7) Kanda E, Ai M, Kuriyama R, et al. Dietary acid intake and kidney disease progression in the elderly. Am J Nephrol. 2014; 39: 145-52.
8) Banerjee T, Crews DC, Wesson DE, et al. High dietary acid load predicts ESRD among adults with CKD. J Am Soc Nephrol. 2015; 26: 1693-700.
9) Goraya N, Simoni J, Jo C, et al. Dietary acid reduction with fruits and vegetables or bicarbonate attenuates kidney injury in patients with a moderately reduced glomerular filtration rate due to hypertensive nephropathy. Kidney Int. 2012; 81: 86-93.
10) Goraya N, Simoni J, Jo CH, et al. Treatment of metabolic acidosis in patients with stage 3 chronic kidney disease with fruits and vegetables or oral bicarbonate reduces urine angiotensinogen and preserves glomerular filtration rate. Kidney Int. 2014; 86: 1031-8.

〈神田英一郎〉

II. 栄養状態の評価

Question 5
GNRI とはどんなスクリーニング法ですか？
GNRI を用いる際の注意点は何ですか？

Answer

1) GNRI（geriatric nutritional risk index）は，高齢者の栄養状態を評価するために考案された指標で，身長を使わず体重と膝高とアルブミン値で計算できる．
2) GNRI は，再現性に優れ，測定者間の誤差もなく，簡便な指標である．
3) GNRI は透析患者の死亡のリスクとよく相関する．
4) GNRI は問診や身体計測を含まないので包括的でなく，MIS（malnutrition-infkammation score）に正確さの点では劣る．

■ 1. GNRI とは

GNRI は 2005 年にフランスで高齢者の栄養状態を評価するために考案された．起立できない高齢者にも適応できるように，身長を使わず，体重・膝高とアルブミン値を用いて計算できる[1]（表 1）．

SGA（subjective global assessment）などと比べ，主観的な評価項目がなく，式にあてはめて計算できるので，対象患者が多くても短時間に簡潔にスクリーニングできる．測定値を用いるので再現性に優れ，測定者の熟練を必要とせず，測定者間の誤差が少ない．

栄養障害を予測するカットオフ値は，原法では 98 だが[1]，透析患者については 90～92 とする報告が多い[2-8]（表 2）．

■ 2. CKD 患者における GNRI の臨床的意義とは

GNRI は 65 歳以上の高齢者において，栄養状態をよく反映し，死亡のリスクとよく相関する因子であることが知られている[9]．

表1 ■ Geriatric Nutritional Risk Index（GNRI）

GNRI＝[1.489×血清アルブミン（g/L）]＋[41.7×（現体重/理想体重）]
理想体重は Lorentz equations（WLo）の式（下記）もしくは BMI＝22 となる体重とする．
　男性：理想体重＝身長－100－[（身長－150）/4]
　女性：理想体重＝身長－100－[（身長－150）/2.5]
身長がわからない場合は下記で計算する．
　男性：身長（cm）＝[2.02×膝高（cm）]－[0.04×年齢（歳）]＋64.19
　女性：身長（cm）＝[1.83×膝高（cm）]－[0.24×年齢（歳）]＋84.88
*ただし，現体重が理想体重よりも多い時には，現体重/理想体重を1とする．

原法での栄養障害の評価法
　82 未満：重度栄養障害リスク
　82〜91：中等度栄養障害リスク
　92〜98：軽度栄養障害リスク
　99 以上：リスクなし

表2 ■ GNRI による栄養障害予測のカットオフ値（文献のまとめ）

報告年	報告者	国	対象患者	カットオフ値
2015	Komatsu	日本	血液透析	91.6
2015	Edalat-Nejad	イラン	血液透析	100
2015	Oliveira	ブラジル	血液透析	98
2014	Panichi	イタリア	血液透析	92
2014	Takahashi	日本	血液透析	91
2014	Jung	韓国	血液透析	90
2012	Park	韓国	血液透析	90
2010	Kobayashi	日本	血液透析	90
2010	Szeto	香港	腹膜透析	93
2009	Cereda	イタリア	一般高齢者	92
2008	Yamada	日本	血液透析	91.2
2005	Bouillanne（原法）	フランス	一般高齢者	98

　血液透析患者においても MIS と相関する良い栄養評価指標であり[8]，生命予後の予測因子であることが，報告されている[4,5,7]．GNRI は，腹膜透析患者においても，栄養状態や予後と関連することが示されてい

GNRI が, 透析患者において心血管疾患による死亡を予測するかどうかについては, 肯定する報告[4]と否定する報告[2,3]があり, まだ明らかになっていない.

■ 3. 他の栄養評価法と比較した場合の問題点

MIS と比べ, 問診や身体所見による主観的な評価や病歴が反映されないため, 感度や特異度がやや劣る[8].

血清アルブミンの測定値を用いるため, アルブミンの測定方法によって GNRI の値が変わり, カットオフ値が違ってくる可能性がある. また, 肝硬変やネフローゼ症候群などのアルブミンが低下する疾患を合併する場合には, 正確な評価ができない可能性がある.

■ 文献

1) Bouillanne O, Morineau G, Dupont C, et al. Geraitric Nutritional Risk Index: a new index for evaluating at-risk elderly medical patients. Am J Clin Nutr. 2005; 82: 777-83.
2) Komatsu M, Okazaki M, Tsuchiya K, et al. Geriatric nutritional risk index is a simple predictor of mortality in chronic hemodialysis patients. Blood Perif. 2015; 39: 281-7.
3) Panichi V, Cupisti A, Rosati A, et al. Geriatric nutritional risk index is a strong predictor of mortality in hemodialysis patients: data from the Riscavid cohort. J Nephrol. 2014; 27: 193-201.
4) Takahashi H, Ito Y, Ishii H, et al. Geriatric nutritional risk index accurately predicts cardiovascular mortality in incident hemodialysis patients. J Cardiol. 2014; 64: 32-6.
5) Jung YS, You G, Shin HS, et al. Relationship between Geriatric Nutritional Risk Index and total lymphocyte count and mortality of hemodialysis patients. Hemodial Int. 2014; 18: 104-12.
6) Park JH, Kim SB, Shin HS, et al. Geriatric nutrtitional risk index may be a significant predictor of mortality in Korean hemodialysis patients: a single center syudy. Ther Apher Dial. 2012; 16: 121-6.
7) Kobayashi I, Ishimura E, Kato Y, et al. Geriatric Nutritional Risk Index, a simplified nutritional screening index, is a significant predictor of mortality in chronic dialysis patients. Nephrol Dial Transplant. 2010; 25: 3361-5.
8) Yamada K, Furuya R, Takita T, et al. Simplified nutritional screening tools for

patients on maintenance hemodialysis. Am J Clin Nutr. 2008; 87: 106-13.
9) Cereda E, Pedrolli C, Zagami A, et al. Nutritional screening and mortality in newly institutionalized elderly: a compatison between the geriatric nutritionak risk index and the mini nutritional assessment. Clin Nutr. 2011; 30: 793-8.
10) Kang SH, Cho KH, Park JW, et al. Geriatric Nutritional Risk Index as a prognostic factor in peritoneal dialysis patients. Perit Dial Int. 2013; 33: 405-10.

〈田北貴子〉

II. 栄養状態の評価

Question 6　炎症関連スコアには何がありますか？CKD患者の評価法として有用ですか？

Answer

1) 炎症関連スコアには，Glasgow prognostic score（GPS），modified GPS，小野寺によって提唱された予後栄養指数（Onodera's Prognostic Nutritional Index：OPNI）などがある．
2) CKD患者では，低栄養と慢性炎症が相互に関連し合って動脈硬化を促進させ，心血管病（CVD）の発症や生命予後に影響を及ぼすと考えられている．
3) GPS，mGPSおよびOPNIを用いた評価はCKD患者においては確立していない．しかし，CKD患者における血清C-reactive protein値（CRP），血清アルブミン値（Alb），好中球・リンパ球比をそれぞれ用いた検討では，CVD発症や生命予後と関連することが報告されている．

■ 1. 炎症関連スコアとは

　炎症関連スコアの代表的なものとしてMacMillanらにより提唱されたGlasgow prognostic score（GPS）やそれらを改変したmodified GPS，小野寺によって提唱された予後栄養指数（Onodera's Prognostic Nutritional Index：OPNI）などがあげられる．いずれも担がん患者の予後を反映するものとして提案されたもので一般診療の中で算出できる非常に簡便なスコアである．

　GPS，mGPSはAlbとCRPの値によって3群に分類される（表1，2）．これまで多くの固形がんに対して検証され，予後を推測するものとしてその有用性が報告されている．

　また，OPNIは，Albと末梢リンパ球数のみで算出することのできる

表1 ■ GPS (Glasgow prognostic score) 分類（Forrest LM, et al. Br J Cancer. 2003; 89: 1028-30[1] より改変）

CRP≦1mg/dL かつ	Alb≧3.5 g/dL	0
CRP＞1mg/dL もしくは	Alb＜3.5 g/dL	1
CRP＞1mg/dL かつ	Alb＜3.5 g/dL	2

表2 ■ modified GPS 分類（McMillan DC. Proc Nutr Soc. 2008; 67: 257-62[2] より改変）

CRP≦1mg/dL		0
CRP＞1mg/dL かつ	Alb≧3.5 g/dL	1
CRP＞1mg/dL かつ	Alb＜3.5 g/dL	2

表3 ■ 小野寺の予後栄養指数（Onodera's Prognostic Nutritional Index: OPNI）（小野寺時夫, 他. 日外会誌. 1984; 85: 1001-5[3] より改変）

OPNI＝(10×Alb)＋(0.005×総リンパ球数)

OPNI≧45：	切除吻合可能
45＞OPNI＞40：	切除吻合注意域
OPNI≦40：	切除吻合禁忌

簡便な計算式（表3）である．担がん患者の術前の栄養指数から術後の予後を推測するもので，より効果的な栄養介入のために，主に外科領域で用いられている．

■ 2. 炎症と低栄養

　動脈硬化病変部位に浸潤してくる炎症細胞や，脂肪細胞から分泌される炎症性サイトカインによってCRPが産生される．産生されたCRPは低比重リポたんぱく（LDL）と複合体を形成し，動脈硬化病巣のマクロファージに取り込まれ泡沫細胞となり，プラークの破綻を惹き起こし，動脈硬化病変を進展させる．そのためCRPは動脈硬化進展のリスク因子として知られている．

　一方，炎症の存在下では，肝臓でのたんぱく合成がCRPを代表とした急性相反応たんぱく合成に傾き，Albの合成阻害を惹き起こすため，

低栄養の原因になる．このように低栄養と慢性炎症が相互に関連し合って動脈硬化を促進させ，CKD 患者の予後に影響を及ぼすと考えられている．

また，ネフローゼ症候群，消化管からのたんぱく漏出，肝硬変などを合併している場合，Alb が含まれた炎症関連スコアでの評価は注意が必要である．

総リンパ球数は，低栄養状態では低下する．周術期では，総リンパ球数が 1,000 /μL 以下であると栄養障害があると考えられている．総リンパ球数の低下は，透析患者の生命予後に関連することが DOPPS 研究で示されている[4]．

■ 3. 炎症関連スコアを用いた CKD 患者に対する評価

CRP は CKD 患者における CVD 発症の独立したリスク因子として知られている[5]．また CKD 患者における CRP 高値は低 Alb 血症と関連している[5]．しかし，GPS, mGPS を用いた評価は CKD 患者においては確立していない．

同様に OPNI を用いた評価も CKD 患者においては確立していないが，好中球・リンパ球比は，CKD ステージが進むほど上昇し，3.76 以上では CKD 患者の CVD 発症の独立した予測因子であることが報告されている[6]．

■ 文献

1) Forrest LM, McMillan DC, McArdle CS, et al. Evaluation of cumulative prognostic scores based on the systemic inflammatory response in patients with inoperable non-small-cell lung cancer. Br J Cancer. 2003; 89: 1028-30.
2) McMillan DC. An inflammation-based prognostic score and its role in the nutrition-based management of patients with cancer. Proc Nutr Soc. 2008; 67: 257-62.
3) 小野寺時夫, 五関謹秀, 神前五郎. Stage IV・V（V は大腸癌）消化器癌の非治癒切除・姑息手術に対する TPN の適応と限界. 日外会誌. 1984; 85: 1001-5.
4) Pifer TB, McCullough KP, Port FK, et al. Mortality risk in hemodialysis patients and changes in nutritional indicators: DOPPS. Kidney Int. 2002; 62:

2238-45.
5) Menon V, Wang X, Greene T, et, al. Relationship between C-reactive protein, albumin, and cardiovascular disease in patients with chronic kidney disease. Am J Kidney Dis. 2003; 42: 44-52.
6) Solak Y, Yilmaz MI, Sonmez A, et al. Neutrophil to lymphocyte ration independently predicts cardiovascular events in patients with chronic kidney disease. Clin Exp Nephrol. 2013; 17: 532-40.

〈辻 孝之〉

II. 栄養状態の評価

Question 7 CONUT スコアとはどういった評価法ですか？

Answer

1) Controlling Nutritional Status（CONUT）スコアは血清アルブミン値，末梢血総リンパ球数，総コレステロール値のスコア化により栄養状態を評価する簡便な方法である．
2) CONUT スコアにより，正常・軽度・中等度・高度栄養状態不良の 4 段階に分類する．
3) CONUT スコアは感染症や入院期間長期化と関連し，術後の合併症や生存の予測に有用である．
4) CKD 患者における CONUT スコアの有用性は不明である．

■ 1. CONUT スコアとは

　CONUT スコアは，2003 年の欧州静脈経腸栄養学会で González-Madroño らによってはじめて報告された栄養評価法であり，彼女らによってその後 Nutrición Hospitalaria 誌に報告された[1]．CONUT スコアはたんぱく代謝能を表す血清アルブミン値，免疫能を表す末梢血総リンパ球数，脂質代謝能を表す総コレステロール値をスコア化することにより，栄養状態を評価する方法である．

■ 2. CONUT スコアの評価方法

　CONUT スコアが上昇するに従い，より栄養状態が不良なことを意味し，スコアにより正常（0～1 点）・軽度（2～4 点）・中等度（5～8 点）・高度（9～12 点）栄養状態不良の 4 段階に分類する（表 1）．

■ 3. CONUT スコアの特徴

　CONUT スコアは一般的な検査項目により栄養状態を評価するため，多くの主観的因子を含み評価に専門的知識を要する subjective global

表1 ■ CONUT スコアの評価方法

血清アルブミン（g/dL） スコア ①	3.50 以上 0	3.00〜3.49 2	2.50〜2.99 4	2.50 未満 6
総リンパ球数（/μL） スコア ②	1,600 以上 0	1,200〜1,599 1	800〜1,199 2	800 未満 3
総コレステロール（mg/dL） スコア ③	180 以上 0	140〜179 1	100〜139 2	100 未満 3

CONUT 値＝スコア①＋スコア②＋スコア③

栄養評価 CONUT 値	正常 0〜1	軽度不良 2〜4	中等度不良 5〜8	高度不良 9〜12

assessment（SGA）と比べて簡便であり，客観的な評価が可能である．CONUT スコアは SGA と相関することが報告されている[2]．

■ 4. CONUT スコアに関連する報告

術前の CONUT スコアは，高齢者開腹手術後の合併症発症[3]，直腸がんの術後生存[4]，無症候性心疾患患者の生命予後[5] を予測するのに有用と報告されている．CONUT スコアは褥瘡や感染症と相関しており，高齢者の栄養評価に適しているとの報告がある[6]．

入院を要するほぼ全ての急性心不全患者では CONUT スコアにて軽度以上の栄養障害を認め，CONUT スコア高値は感染のリスクと入院期間長期化と関連するとの報告がある[7]．

CKD 患者を対象とした CONUT スコアによる栄養状態を評価した報告は今までにないが，65 歳以上の高齢者（うち 1/4 が CKD を有していた）の入院時における CONUT スコアの検討にて，3/4 の患者は軽度以上の栄養障害を認めたとの報告がある．この論文中で CKD と中等度以上の栄養障害の関連性は示されなかった[8]．

■ 5. CONUT スコアの注意点

たんぱく尿の多い CKD 患者ではアルブミン値は低下し，総コレステロール値は増加するため，CONUT スコアによる栄養状態の評価は困難である．さらに，高脂血症治療薬を内服している患者でも，スコアが不正確になる．

血球系に異常がくる疾患（例：ループス腎炎）やリンパ球数に影響する薬剤を投与中のCKD患者においてはCONUTスコアによる栄養状態の評価は困難である．そのため，CONUTスコアに加えて従来のSGAやその他の栄養評価法を組み合わせて，患者の栄養状態を評価する必要がある．

■ 文献

1) Ignacio de Ulíbarri J, González-Madroño A, de Villar NG, et al. CONUT: a tool for controlling nutritional status. First validation in a hospital population. Nurt Hosp. 2005; 20: 38-45.
2) Gupta D, Lammersfeld CA, Vashi PG, et al. Prognostic significance of Subjective Global Assessment (SGA) in advanced colorectal cancer. Eur J Clin Nutr. 2005; 59: 35-40.
3) 佐原稚基, 中 禎二, 福永裕充, 他. 高齢者開腹手術後の合併症発生リスクに関するCONUT ScoreとSurgical Apgar Scoreを用いた検討. 静脈経腸栄養. 2013; 28: 57-63.
4) Iseki Y, Shibutani M, Maeda K, et al. Impact of the preoperative Controlling Nutritional Status (CONUT) score on the survival after curative surgery for colorectal cancer. PLoS One. 2015; 10: e0132488.
5) Nochioka K, Sakata Y, Takahashi J, et al. Prognostic impact of nutritional status in asymptomatic patients with cardiac diseases: a report from the CHART-2 Study. Circ J. 2013; 77: 2318-26.
6) 杉森英里, 今里由香里. NST活動における有用な栄養評価法の模索—CONUT (controlling nutritional status) 法の有用性および褥瘡・感染症との相関性—. 医学検査. 2009; 58: 928-33.
7) 鈴木規雄, 木田圭亮, 明石嘉浩, 他. 急性心不全患者におけるCONUT法を用いた入院時栄養評価と短期予後に関する検討. 静脈経腸栄養. 2013; 28: 1083-90.
8) Rentero Redondo L, Iniesta Navalón C, Gascón Cánovas JJ, et al. Malnutrition in the elderly patient to hospital admission, an old problem unsolved. Nutr Hosp. 2015; 32: 2169-77.

〈岩倉考政〉

II. 栄養状態の評価

Question 8 CTを用いた身体組成の評価法を教えてください．CKD患者では役立ちますか？

Answer
1) 腹部CT画像から皮下脂肪面積および内臓脂肪面積を評価することによって，脂質異常症や動脈硬化との関連が示されている．
2) 大腿部CT画像から大腿筋肉面積を評価することは，サルコペニアやフレイルの予防や進展抑制に役立つと思われる．

■ 1. CTを用いた身体組成の評価について

保存期および透析期CKD患者における栄養障害は予後に大きく関与することが知られている．筋肉や脂肪などの身体組成の量や分布は栄養指標として重要であり，CKD患者の栄養管理のために腹部および大腿部CT画像などを用いた身体組成の評価は有用であるとされている．

■ 2. CKD患者における過栄養と低栄養

超高齢化社会を迎え，保存期および透析期CKD患者でも長期的な危

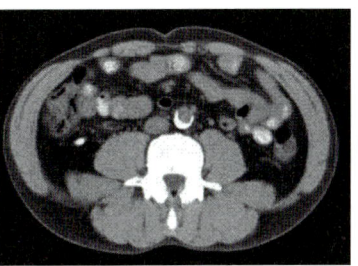

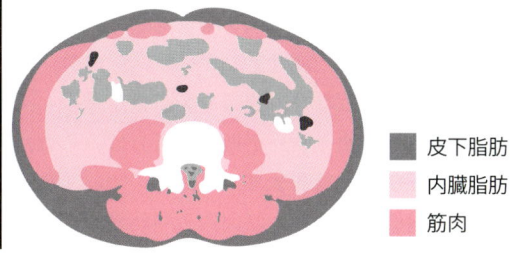

図1 ■ 腹部CT画像による脂肪および筋肉の分布
49歳男性．身長158cm，体重56kg，BMI 22.4kg/m^2，ウエスト周囲長82cm，内臓脂肪面積154cm^2，皮下脂肪面積78cm^2．

■ 皮下脂肪
■ 筋肉

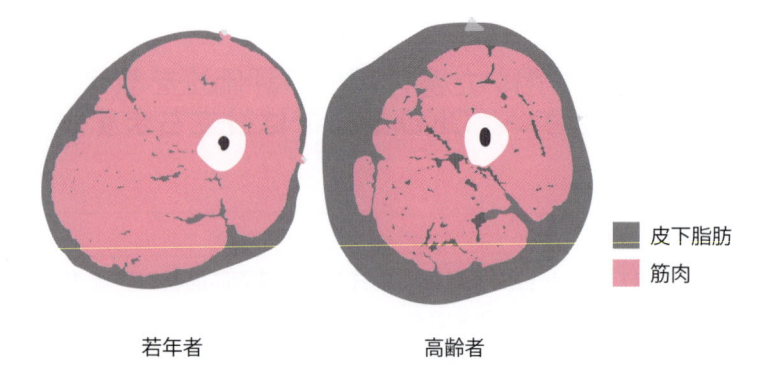

若年者　　　　　高齢者

図2■大腿部 CT 画像による脂肪および筋肉の分布
(Koopman R, et al. J Appl Physiol(1985). 2009; 106: 2040-8[3] 掲載の CT 画像を元に作成)

険因子である過栄養と，短期的な強力に危険因子である低栄養という両極の状態が存在する．

過栄養では，BMI が $25kg/m^2$ 以上の肥満者はもちろん BMI は正常値でも内臓脂肪面積が $100cm^2$ を超える隠れ肥満（メタボリックシンドローム）が問題となっている（図1）．また，メタボリックシンドロームは内臓脂肪の蓄積を上流に動脈硬化の発症につながることが知られている[1]．

一方，低栄養は，近年，CKD の栄養障害として PEW（protein-energy wasting）で表記され，非特異的な炎症に加え，酸化ストレス，異化亢進，代謝性アシドーシス，内分泌異常，透析中のアミノ酸喪失などが原因となり，筋肉や脂肪量が減少し，エネルギーの供給が不十分となった病態と食思不振がしばしばみられ，栄養補給をしても完全には回復しない病態を表す[2]．また，高齢者の大腿筋肉面積は若年者と比し筋肉面積が減少し，筋肉内の脂肪面積が増加している（図2）．

■ 3. 腹部 CT 画像による評価

我々は，透析期 CKD 患者において臍の位置での腹部 CT 画像を用いた皮下脂肪面積および内臓脂肪面積を測定し，内臓脂肪面積と血清中性

脂肪値や動脈硬化指数との関連を報告した[4]．また，透析期CKD患者では，一般人より内臓脂肪面積/BMIが高値であり，加齢とともに内臓脂肪が増え，骨格筋の筋肉量が減少する高齢者の肥満と同じ病態であることが示唆された[5]．さらに，蓄積された内臓脂肪は頸動脈の内膜中膜複合体厚と相関がみられた[6]．

■ 4. 大腿部CT画像による評価

さらに，我々は透析期CKD患者の膝蓋骨上縁と大転子を結ぶ中間の位置での大腿部CT画像から大腿筋肉面積を測定し骨面積で標準化した値が，透析排液を回収して求めたクレアチニン産生量との相関がみられたことから，筋肉指標として信頼性が高いことを確認した[7]．これらの筋肉面積はアルブミンなどの血中たんぱく質と正相関を認めたことからたんぱく質栄養状態を反映すると考えられた[8]．また，Kato らは男性患者では，大腿部の筋肉量の減少は脈波伝播速度と，女性では上腕・足首血圧比と相関することを明らかにした[9]．

■ 文献

1) Yoshizumi T, Nakamura T, Yamane M, et al. Abdominal fat: Standardized technique for measurement at CT. Radiology. 1999; 211: 283-6.
2) Fouque D, Kalantar-Zadeh K, Kopple J, et al. A proposed nomenclature and diagnostic criteria for protein-energy wasting in acute and chronic kidney disease. Kidney Int. 2008; 73: 391-8.
3) Koopman R, van Loon LJ, Aging, exercise, and muscle protein metabolism. J Appl Physiol(1985). 2009; 106: 2040-8.
4) Odamaki M, Furuya R, Ohkawa S, et al. Altered abdominal fat distribution and its association with the serum lipid profile in non-diabetic haemodialysis patients. Nephrol Dial Transplant. 1999; 14: 2427-32.
5) Waters DL, Baumgartner RN. Sarcopenia and obesity. Clin Geriatr Med. 2011; 27: 401-21.
6) Kato A, Ishida J, Endo Y, et al. Association of abdominal visceral adiposity and thigh sarcopenia with changes of arteriosclerosis in haemodialysis patients. Nephrol Dial Transplant. 2011; 26: 1967-76.
7) Kaizu Y, Ohkawa S, Kumagai H, et al. Muscle mass index in haemodialysis patients: a comparison of indices obtained by routine clinical examinations. Nephrol Dial Transplant. 2002; 17: 442-8.

8) Ohkawa S, Odamaki M, Yoneyama T, et al. Standardized thigh muscle area measured by computed axial tomography as an alternate muscle mass index for nutritional assessment of hemodialysis patients. Am J Clin Nutr. 2000; 71: 485-90.
9) Kato A, Takita A, Kumagai H. Relationship between arterial stiffening and skeletal muscle atrophy in hemodialysis patients: a gender comparative study. J Cachexia Sarcopenia Muscle. 2014; 5: 247–9.

〈小田巻眞理〉

II. 栄養状態の評価

Question 9　CKD 患者における上腕および下腿の身体計測法とその注意点を教えてください

> **Answer**
> 1) 四肢の身体計測値から体脂肪や骨格筋量が推定でき，栄養状態や身体状態の評価に用いることができる．
> 2) 適切な評価を行うには，正しい測定方法の習熟および総合的な判断が必要である．

■ 1. 身体計測の有用性

身体計測は患者の栄養状態や身体状態に関する客観的データを簡便に得ることができる．なかでも上肢や下肢といった四肢はほとんどが筋肉，

表 1 ■ 測定部位および算出方法

主な評価	測定部位の名称		測定方法または算出方法	JARD2001 における値		
				年代	5 パーセンタイル値	
体脂肪量	上腕三頭筋皮下脂肪厚	TSF (triceps skinfold thickness)	キャリパー（皮下脂肪厚計）で上腕中点の背面を測定	65 歳代 70 歳代	M: 5mm M: 5mm	F: 9mm F: 7mm
骨格筋量	上腕周囲長	AC (arm circumference)	上腕中点の周囲径を測定	65 歳代 70 歳代	M: 22.65cm M: 21.02cm	F: 21.98mm F: 20.20mm
	上腕筋囲長	AMC (arm muscle circumference)	計算式 AC－π×TSF から算出	65 歳代 70 歳代	M: 19.37cm M: 18.49cm	F: 16.41cm F: 15.84cm
	上腕筋面積	AMA (arm muscle area)	計算式 (AMC)^2÷4π から算出	65 歳代 70 歳代	M: 29.86cm^2 M: 27.21cm^2	F: 21.45cm^2 F: 19.98cm^2
	下腿周囲長	CC (calf circumference)	下腿（ふくらはぎ）の最も太い位置の周囲径を測定	65 歳代 70 歳代	M: 28.50cm M: 27.78cm	F: 28.03cm F: 26.95cm

M: 男性，F: 女性

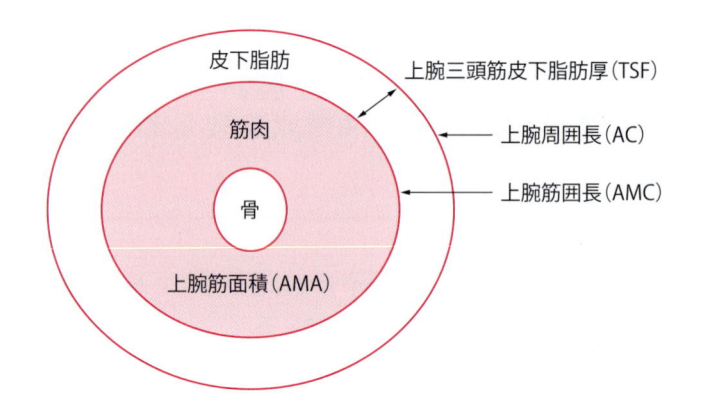

図1 ■ 上腕断面の測定部位イメージ

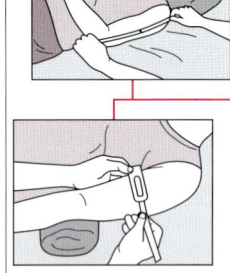

- 皮下脂肪
- 筋肉
- 骨
- 上腕三頭筋皮下脂肪厚（TSF）
- 上腕周囲長（AC）
- 上腕筋囲長（AMC）
- 上腕筋面積（AMA）

上腕の測定位置
① 計測する方（利き腕と反対側または麻痺のない方）の腕の肘を曲げる．
② 肩先（肩峰）と肘先（尺骨肘頭）の中点を測定位置として水性ペンで印をつける．

上腕周囲長（AC）
① 測定する腕は体に沿って延ばし，手のひらを上に向ける．
② タオルなどを支えに測定台からわずかに浮かせる．
③ 中点の上を通るようにメジャーを巻き，皮膚を圧迫しない程度に輪を締めた後，自然に緩めた位置で目盛を読む．
④ 3回計測した平均値とする．

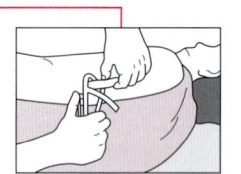

上腕三頭筋皮下脂肪厚（TSF）
① 測定側を上にして横たわる．
② 測定する腕は手のひらを下に向け，体に楽に沿わせる．
③ 背中側中点の1cm上を親指と4本指でつまむ（このとき人差し指が肘側に位置する方向でつまむ）．
④ 筋肉部分と分離するように脂肪層を並行につまみあげる．
⑤ キャリパーを用いて中点の位置で測定する．
⑥ 3回計測した平均値とする．

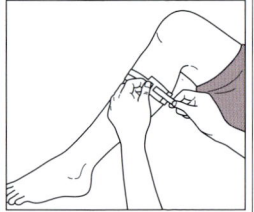

下腿周囲長（CC）
① 横臥位で，膝を90°になるように曲げる．
② 下腿部（ふくらはぎ）の最大直径位置にメジャーを巻き，皮膚を圧迫しない程度に輪を締めた後，自然に緩めた位置で目盛を読む．
③ 2回計測した値が0.5cm以内であるときの平均値とする．

図2 ■ 身体計測の方法
横臥位の測定法を示したが，座位，立位でも測定可

脂肪，骨で構成されているため体幹部分よりも正確に体脂肪量や筋肉量を評価できる．

上腕三頭筋皮下脂肪厚（TSF）は体脂肪量の指標として用いられ，上腕周囲長（AC）とTSFから算出される上腕筋囲長（AMC）や上腕筋面積（AMA）および下腿周囲長（CC）はおもに骨格筋量を推定できる．表1，図1に測定部位と算出方法，図2に測定方法を示す．

カットオフ値は文献によりさまざまであるが，得られた値はJARD 2001[1]で評価できる．高齢者（65歳以上）の栄養アセスメントにおいては，5パーセンタイル値が1つの目安になると考えられ[1,2]，ACは男性21〜22cm，女性20〜21cm，CCは28cm付近が境界となる．

CKDに関しては，透析患者における身体計測値と生命予後の関係が報告されている[3]．また，CKD患者の簡易栄養評価にも用いられるMNA®-SF（Mini Nutritional Assessment-Short Form）ではBMIが測定不可の際にはCC<31cmで判定する．これは四肢周囲長が骨格筋量の良好な指標であり，特にCCは高齢者においてBMI，ACとの相関が強いことに由来している[4]．

■ **2. 筋肉量の評価と身体計測**

サルコペニアは「筋肉量の低下と筋肉機能（筋力または身体能力）の低下」を指し，サルコペニアとフレイル（虚弱）も相互関係があると考えられている[5]．サルコペニアにおける筋肉量の評価にはDXA法やBIA法が推奨されておりアジアワーキンググループなどによる基準も報告されている[6]．しかし，身体計測は熟練した技術が必要であるものの，患者に非侵襲的であり，場所も選ばずに少ない経費で実施できるため，医療機器が整っていない施設においては有益な評価法である．身体測定値とサルコペニアの検討では，右腕ACと握力，歩行速度，簡易身体機能テスト（SPPB）との関係[7]や，CCとDXA法による四肢筋肉量との相関などが報告されているため[8]，身体計測による筋肉量の評価も意義があると考える．

一方でCKDに合併する栄養障害をPEW（protein-energy wasting）という．国際腎臓栄養代謝学会ではPEWの要因は栄養障害，代謝障害

のほかフレイルも示唆されている[9]．PEWの診断基準[10]には食事摂取量やBMIだけでなく，筋肉量の評価が含まれていることからも，定期的な身体計測による筋肉量の評価は有用と考える．

■ 3. 身体計測に関する注意点

❶測定の際の注意点

再現性のある測定には技術の習熟が必要である．定められたプロトコールに基づいた計測を行い，測定者内誤差を減らすため3回測定した平均値を用いる．継続した測定では同一者が同一時間に行い，計測者名，日付などの記録を取っておく．また，身体計測を行う際には感染症予防のために手洗いや消毒も忘れずに行う．

❷データにおける考慮点

計測結果は局所の値だけで解釈せずに全身の栄養状態を総合的に評価する．特に下肢は浮腫や長時間座位などの影響を受けやすいため注意する．筋肉量と合わせて内臓脂肪量も検討することによりサルコペニア肥満（sarcopenic obesity）の見落としも防止できる[5]．

また，栄養状態や筋肉量の変化を評価する際には，骨格筋の代謝回転速度を考慮し，最低でも3～4週間以上の長期的な観察を行うことも大切である．

■ 文献

1) 日本人の新身体計測基準値 JARD2001. 栄養─評価と治療. 2002 Vol.19（suppl.）大阪: メディカルレビュー社; 2002.
2) 葛谷雅文, 編. 栄養・運動で予防するサルコペニア. 東京: 医歯薬出版; 2013. p.42-55.
3) Noori N, Kopple JD, Kovesdy CP, et al. Mid-armmuscle circumference and quality of life and survival in maintenance hemodialysis patients. Clin J Am Soc Nephrol. 2010; 5: 2258-68.
4) Portero-McLellan KC, Staudt C, Silva FR. The use of calf circumference measurement as an anthropometric tool to monitor nutritional status in elderly inpatients. J Nutr Health Aging. 2010; 14: 266-70.
5) Cruz-Jentoft AJ, Baeyens JP, Bauer JM, et al. Sarcopenia: European consensus on definition and diagnosis: Report of the European Working Group on Sarco-

penia in Older People. Age Ageing. 2010; 39: 412-23.
6) Chen LK, Liu LK, Woo J, et al. Sarcopenia in Asia: consensus report of the Asian Working Group for Sarcopenia. J Am Med Dir Assoc. 2014; 15: 95-101.
7) Landi F, Russo A, Liperoti R, et al. Midarm muscle circumference, physical performance and mortality: results from the aging and longevity study in the Sirente geographic area(ilSIRENTE study). Clin Nutr. 2010; 29: 441-7.
8) Rolland Y, Lauwers-Cances V, Cournot M, et al. Sarcopenia, calf circumference, and physical function of elderly women: a cross-sectional study. J Am Geriatr Soc. 2003; 51: 1120-4.
9) Carrero JJ, Stenvinkel P, Cuppari L, et al. Etiology of the protein-energy wasting syndrome in chronic kidney disease: a consensus statement from the International Society of Renal Nutrition and Metabolism(ISRNM). J Ren Nutr. 2013; 23: 77-90.
10) Fouque D, Kalantar-Zadeh K, Kopple J, et al. A proposed nomenclature and diagnostic criteria for protein-energy wasting in acute and chronic kidney disease. Kidney Int. 2008; 73: 391-8.

〈石田淳子〉

II. 栄養状態の評価

Question 10
CKD 患者において血中の 25(OH)D 濃度の測定は栄養指標として有用ですか？

Answer

1) 血清総 25(OH)D 濃度は，CKD 患者の予後予測に有用であるものの，栄養指標としての評価は定まっていない．
2) 一般的には，血清総 25(OH)D 濃度として 50nmol/L（20ng/mL）以上であれば充足，30nmol/L（12ng/mL）未満ではサプリメントを考慮すべき欠乏状態と考えられる．
3) 天然型ビタミン D サプリメントの有効性は，現時点で不明である．

　ビタミン D は骨ミネラル代謝において非常に重要な役割を果たしている．2011 年に改訂された米国医学研究所（the Institute of Medicine）の指針では，血清総 25(OH)D 濃度として 50nmol/L（20ng/mL）以上をビタミン D の充足状態，30nmol/L（12ng/mL）未満を欠乏状態と定義しており[1]，2015 年版日本人の食事摂取基準もこれを踏襲する形で摂取目安量が定められている．この定義に従えば，一般人口でもビタミン D 不足や欠乏の頻度は意外なほど高い．

　従来，25(OH)D は活性化を受ける前の前駆体に過ぎないと考えられてきた．しかし，弱いながらもビタミン D 受容体との結合能をもち，非常に高い濃度で血中に存在し，副甲状腺や骨など様々な組織の細胞や免疫細胞に取り込まれた後，細胞内で活性化して作用を発揮しうる．実際に，活性型である $1,25(OH)_2D$ の血中濃度が正常範囲であっても 25(OH)D が低値の症例で副甲状腺ホルモン（parathyroid hormone：PTH）が増加し，天然型ビタミン D の補充で改善することが知られている．

■ 1. ビタミンDの生成・代謝

　一般的にビタミンとは，生物の生理機能にとって微量ながらも必要な有機化合物であり，自身ではそれを生成・合成できず，他の天然物から栄養素として取り入れなければならないものと定義されている．このため多くのビタミン類の充足度は栄養状態と強い関連があるが，ビタミンDの供給源としては，体外から摂取する植物由来のビタミンD_2および動物由来のビタミンD_3以外に，体内で合成されるビタミンD_3が非常に大きな役割を果たしている．

　皮膚が日光に曝露されると，紫外線（UV-B）による光化学反応と体温による熱反応によって，コレステロール合成経路の中間体（7-デヒドロコレステロール）がビタミンD_3へ変化する（図1）[2]．肝臓，次いで腎臓の順で代謝（水酸化）を受けて活性化されたビタミンDは25

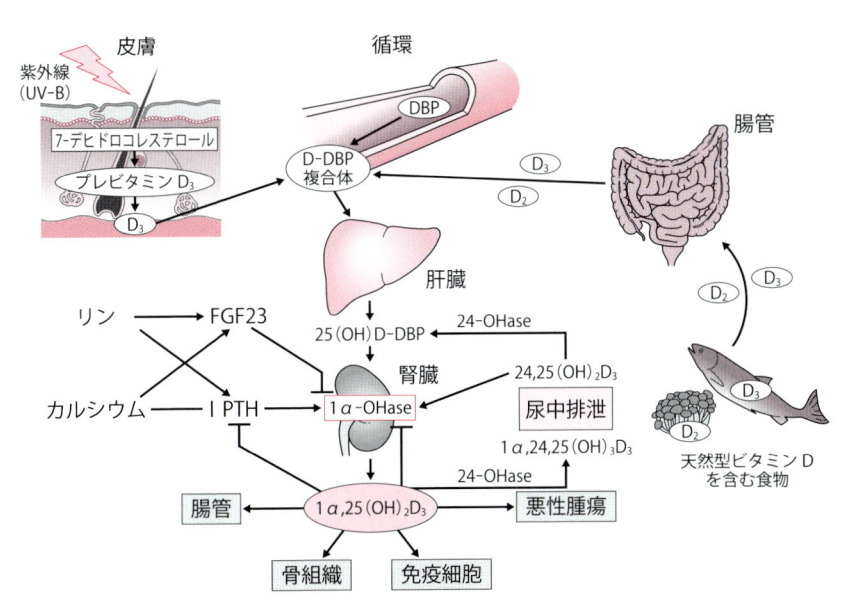

図1 ■ ビタミンD代謝（Obi Y, et al. Dis Markers. 2015; 2015: 868961[2] より改変）
DBP：ビタミンD特異的結合たんぱく，PTH：副甲状腺ホルモン，
FGF23：fibroblast growth factor 23.

(OH)Dを経て1,25(OH)₂Dとなるが，その強力な作用ゆえに比較的速やかに代謝・排泄されるという安全システムが生体に備えられている（半減期：約15時間）．しかし，このシステムでは前駆体である25(OH)Dが欠乏してしまうとただちに1,25(OH)₂Dも欠乏してしまうことになるため，そういった事態が起こらないよう25(OH)Dを長期的に保存する貯蔵場所が必要となる．そして，その役割を担っているのが**ビタミンD特異的結合たんぱく（vitamin D-binding protein：DBP）**である．

25(OH)Dの大部分は，DBPと結合した安定した状態で血中を長期間循環している（半減期：約15日）．一般的に血中総25(OH)D濃度として測定されているものは，このDBPやリポたんぱくと複合体を形成した25(OH)D₂および25(OH)D₃の総量であり，その血中濃度は1,25(OH)₂Dの約500倍にも上る．

■ 2. 血清総25(OH)D濃度に影響する因子

❶紫外線（UV-B）量

日本の健康者を対象とした報告の1つでは，9月の平均血中総25(OH)D濃度が約80mmol/L（32ng/mL）であったのに対して，3月では約38mmol/L（15ng/mL）と半分以下となっていた[3]．実際に12月のUV-B量は，7月のUV-B量の約20%程度しかない．当然ではあるが，屋外の活動量が少ないほど，血中総25(OH)D濃度は低くなる．

また血中総25(OH)D濃度には非常に大きな**人種差**が存在し，例えば白人の平均は約65mmol/L（26ng/mL），黒人の平均は約40mmol/L（16ng/mL）である[4]．この主な原因は，黒人では皮膚に多く存在するメラニン色素によって紫外線が遮断されるためであり，同様のことは日焼け止めを利用した場合にも生じうる．

❷ビタミンD特異的結合たんぱく（DBP）の遺伝子多型

DBPには人種によって頻度の高い**遺伝子多型**が異なり，それにより血中DBP濃度の人種差が生じている．しかも，この遺伝子多型によって，25(OH)Dとどの程度結合できるかも変わってくる．同じPTH濃度の黒人と白人を比較した場合，黒人では白人より総25(OH)D濃度が

低いが，DBPと結合していない生体利用可能な25(OH)Dの濃度は同等ということが2013年のNew England Journal of Medicine誌に報告された[4]．日本人は白人や黒人よりDBPの遺伝子多型が均一ではなく，本邦でも遺伝子多型に基づいてビタミンD充足度を再度検証する必要がある．

❸ 尿たんぱく・尿細管障害

DBP-25(OH)D複合体は，いったん尿中に排泄された後にメガリンなどを介して腎近位尿細管細胞に再吸収され，そこで活性体である1,25(OH)$_2$Dへ変化する．しかしCKD患者では尿細管機能障害のために再吸収能力が低下しており，さらに尿たんぱくが多い症例ではDBP-25(OH)D複合体も多く排泄される．これらによって尿中への喪失量が多くなり，特に糖尿病の症例や尿たんぱくが（2+）以上の症例では血中総25(OH)D濃度が低下する[5]．

❹ 炎症

DBPは肝臓で合成されているが，炎症が生じると肝臓は急性期たんぱくの合成に傾くため，アルブミンと同様にDBPの血中濃度が低下し，これによって血中総25(OH)D濃度も低下する．CKD患者では微小な慢性炎症が存在することが多く，この影響も考えられる．

■ 3. CKD患者を対象としたエビデンス

CKDでは比較的早いステージからfibroblast growth factor-23 (FGF23) が上昇しており，進行するにしたがって1,25(OH)$_2$D$_3$の低下やPTHの上昇，ついでリンの上昇が認められるようになるが，我々のグループが行った保存期CKDの横断研究でも同様の結果が得られている（図2）[6]．一方，総25(OH)Dは高度に腎機能が低下するまで大きな変化はないが，不足や欠乏の頻度は約40％に上り，血中総25(OH)D濃度が低い症例ではCKDの進展や移植腎機能の低下，心血管イベントのリスクが高い[6-8]．

保存期CKD患者に対する天然型ビタミンDのサプリメントは，カルシウムやリンの血中濃度に影響を与えずにPTHを低下させることや[9]，尿中アルブミンを減少させる可能性が示されている[9]．血液透析

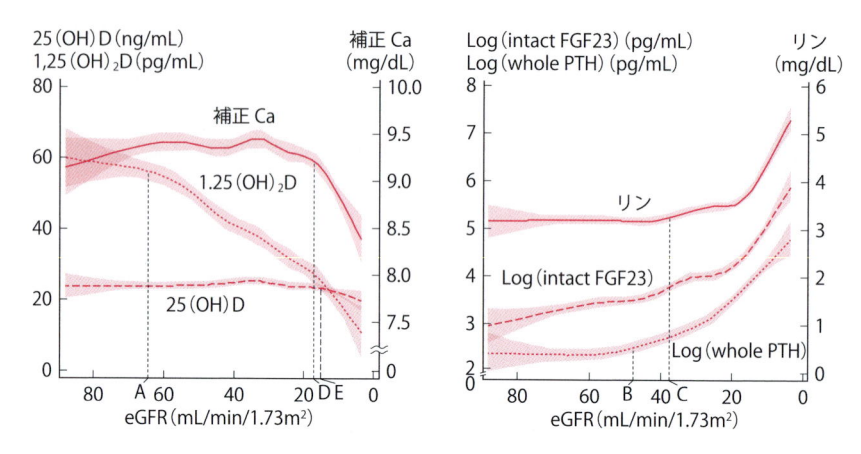

図2 ■ 腎機能と骨ミネラル代謝関連因子の関係（Nakano C, et al. Clin J Am Soc Nephrol. 2012; 7: 810-9[6])より改変）

患者を対象としたRCTでは，骨折および転倒の予防効果が示されているものもあるが[10]，有意な効果が認められなかったとする報告が多い[11, 12]．

まとめ

DBPの遺伝子多型に関する理解の進展や，DBPと結合していない生体利用可能なビタミンDが重要であるという概念の登場により，従来の血中総25(OH)D濃度を指標としたビタミンD充足度の評価は，今大きな分岐点を迎えている．日本人のCKD患者を対象とした臨床試験の結果が待たれるが，現時点で利用可能なエビデンスから判断すれば，KDIGOガイドラインにあるように一般の指針と同様に補正することが望ましいと考えられる[13]．

■ 文献

1) Ross AC, Taylor CL, Yaktine AL, et al. editors. Dietary reference intakes for calcium and vitamin D: Washington (DC): National Academy Press; 2011.

2) Obi Y, Hamano T, Isaka Y. Prevalence and prognostic implications of vitamin D deficiency in chronic kidney disease. Dis Markers. 2015; 2015: 868961.
3) Ono Y, Suzuki A, Kotake M, et al. Seasonal changes of serum 25-hydroxyvitamin D and intact parathyroid hormone levels in a normal Japanese population. J Bone Miner Metab. 2005; 23: 147-51.
4) Powe CE, Evans MK, Wenger J, et al. Vitamin D-binding protein and vitamin D status of black Americans and white Americans. N Engl J Med. 2013; 369: 1991-2000.
5) Hamano T, Fujii N, Matsui I, et al. Guideline–Practice gap in the management of predialysis chronic kidney disease mineral bone disorder in Japan. Ther Apher Dial. 2011; 15: 2-8.
6) Nakano C, Hamano T, Fujii N, et al. Combined use of vitamin D status and FGF23 for risk stratification of renal outcome. Clin J Am Soc Nephrol. 2012; 7: 810-9.
7) Nakano C, Hamano T, Fujii N, et al. Intact fibroblast growth factor 23 levels predict incident cardiovascular event before but not after the start of dialysis. Bone. 2012; 50: 1266-74.
8) Obi Y, Hamano T, Ichimaru N, et al. Vitamin D deficiency predicts decline in kidney allograft function: a prospective cohort study. J Clin Endocrinol Metab. 2014; 99: 527-35.
9) Kandula P, Dobre M, Schold JD, et al. Vitamin D supplementation in chronic kidney disease: a systematic review and meta-analysis of observational studies and randomized controlled trials. Clin J Am Soc Nephrol. 2011; 6: 50-62.
10) Massart A, Debelle FD, Racape J, et al. Biochemical parameters after cholecalciferol repletion in hemodialysis: Results From the VitaDial Randomized Trial. Am J Kidney Dis. 2014; 64: 696-705.
11) Hewitt NA, O'Connor AA, O'Shaughnessy DV, et al. Effects of cholecalciferol on functional, biochemical, vascular, and quality of life outcomes in hemodialysis patients. Clin J Am Soc Nephrol. 2013; 8: 1143-9.
12) Miskulin DC, Majchrzak K, Tighiouart H, et al. Ergocalciferol supplementation in hemodialysis patients with vitamin D deficiency: A randomized clinical trial. J Am Soc Nephrol. 2015（Epub ahead of print）
13) KDIGO clinical practice guideline for the diagnosis, evaluation, prevention, and treatment of Chronic Kidney Disease-Mineral and Bone Disorder（CKD-MBD）. Kidney Int Suppl. 2009; 113: S1-130.

〈小尾佳嗣〉

II. 栄養状態の評価

Question 11 腹膜透析患者の栄養評価のポイントを教えてください

> **Answer**
> 1) 腹膜透析患者では透析液中へのたんぱく質喪失と透析液からのブドウ糖負荷を特徴とした栄養障害が起こりやすいことに注意する.
> 2) 主観的包括的アセスメントは栄養評価のための有効なツールである.
> 3) 生体電気インピーダンス法による身体容量測定は栄養状態の指標となる. また, 生化学検査のうち血液中のアルブミン, プレアルブミン, トランスフェリンは予後と関連する栄養指標である.

■ 1. 腹膜透析患者に特徴的な栄養障害とは

腹膜透析 (peritoneal dialysis: PD) 患者は1日あたり5～10gのたんぱく質を透析液中に喪失し, 透析処方が多いほどその喪失量は増加する[1,2]. 本邦の腹膜透析ガイドライン (2009年版) は, たんぱく質摂取量0.9～1.2 g/kg/日を推奨しており[3], これより少ない場合は栄養状態の悪化が, 逆に多い場合は高リン血症とそれに伴う骨・ミネラル代謝障害のリスクが懸念される. 透析液からのブドウ糖負荷は, 1.5％ブドウ糖濃度液2Lの4時間貯留で約70 kcal, 2.5％ブドウ糖濃度液2Lの4時間貯留で約120 kcal, 4.25％ブドウ糖濃度液2Lの4時間貯留では約220 kcalとして計算し, 総摂取エネルギーに過不足が生じないように注意する[3]. 透析液中へのたんぱく質喪失と透析液からのブドウ糖負荷はPD患者に特徴的な栄養障害であることを認識する必要がある.

表1 ■ 腹膜透析患者に対する栄養評価（2009年版日本透析医学会「腹膜透析ガイドライン」.日本透析医学会誌. 2009; 42: 285-315[3]）

1) 主観的包括的アセスメント（SGA）
2) 身体計測
   a. BMI（body mass index）
   b. 筋肉量および脂肪量
      上腕周囲長，上腕三頭筋皮下脂肪厚：上腕筋囲長，上腕筋面積
   c. 体成分分析法：
      BIA（bioelectrical impedance analysis；生体電気インピーダンス法）
      DEXA（dual energy X-ray absorptiometry；二重エネルギーX線吸収法）
3) 血液生化学所見
   血清アルブミン，血清プレアルブミン，血清トランスフェリン

表2 ■ 主観的包括的アセスメント（SGA）（The 7-point scale version）（CANADA-USA（CANUSA）Peritoneal Dialysis Study Group. J Am Soc Nephrol. 1996; 7: 198-207[4]）

A 病歴に関する5項目
1. 体重変化：過去6カ月の体重減少量および過去2週間の体重変化
2. 食事摂取状況
3. 消化器症状：持続する悪心，嘔吐，下痢，食欲不振の有無
4. 身体機能：日常活動動作（ADL）低下の有無
5. 疾患の状態と必要栄養量：代謝性侵襲の有無

B 身体所見に関する3項目
1. 皮下脂肪の減少：下眼瞼，上腕三頭筋，上腕二頭筋，胸部
2. 筋肉量の減少：こめかみ，鎖骨，肩甲骨，肋骨，大腿四頭筋，ふくらはぎ，膝，肋間
3. 浮腫

＊A-1. からB-2. の各項目を1～7点で評価し，6～7点が主体の低リスク状態（栄養状態良好），3～5点が主体の中等度栄養障害，1～2点が主体の重度栄養障害の3段階で評価する．

2. 主観的包括的アセスメント（SGA）について

　本邦の腹膜透析ガイドラインではPD患者の栄養指標に関して表1に示した項目の評価が推奨されている[3]．このうち主観的包括的アセスメント（Subjective Global Assessment：SGA）の具体的評価項目を示す（表2）[4]．SGAは外科領域において，術後合併症を予測する方法として考案されたが，その後，透析患者および非透析慢性腎臓病患者の栄養評

価のための簡便かつ再現性の高い手段として広く認知されるようになった[5]．最新の研究成果として，PD患者445名を対象としたイギリスでの観察研究において，SGAスコア低値は体液過剰の有無とは独立して生命予後への影響因子となること（調整済みハザード比：3.17，95％信頼区間1.84-5.47，$p<0.0001$）が2015年に報告されている[6]．

■ 3. 生体電気インピーダンス法による栄養評価について

生体電気インピーダンス（bioelectrical impedance analysis：BIA）法は体内に微弱な電流を流し，その電気抵抗を測定することで，身体組織を脂肪組織量，除脂肪組織量および体液の過剰または不足量の3つのコンパートメントモデルとして計測する方法である．BIA法による身体容量測定はCAPD患者の栄養指標として有用であることが報告されている[7]．他方，PD患者の1/3以上は体液過剰であることが知られており[8]，浮腫状態は血清アルブミン値を含む生化学指標へも影響を及ぼすため，栄養評価においては体液の過剰または不足量も併せて正しく評価することが重要である．

生化学検査に関してPD開始時の栄養状態が予後にどのような影響を及ぼすかについて，CAPD患者885名を対象とした中国における後ろ向きコホート研究の成果が2015年に報告された[9]．このなかで血液中のアルブミン，プレアルブミン，トランスフェリンの3項目が低い場合，死亡リスクが有意に上昇することが示されている（多変量での調整後ハザード比：0.73，95％ CI 0.60-0.89，$p=0.002$）．

■ 文献

1) Westra WM, Kopple JD, Krediet RT, et al. Dietary protein requirements and dialysate protein losses in chronic peritoneal dialysis patients. Perit Dial Int. 2007; 27: 192-5.
2) 市川和子. 腹膜透析療法―ポストガイドラインの方向性　課題と対策（3）栄養評価. 臨牀透析. 2012; 28: 579-86.
3) 2009年版日本透析医学会「腹膜透析ガイドライン」. 日本透析医学会誌. 2009; 42: 285-315.
4) CANADA-USA（CANUSA）Peritoneal Dialysis Study Group. Adequacy of

dialysis and nutrition in continuous peritoneal dialysis: association with clinical outcomes. J Am Soc Nephrol. 1996; 7: 198-207.
5) Steiber AL, Kalantar-Zadeh K, Secker D, et al. Subjective Global Assessment in chronic kidney disease: a review. J Ren Nutr. 2004; 14: 191-200.
6) Paudel K, Visser A, Burke S, et al. Can bioimpedance measurements of lean and fat tissue mass replace subjective global assessments in peritoneal dialysis patients? J Ren Nutr. 2015; 25: 480-7.
7) Koh KH, Wong HS, Go KW, et al. Normalized bioimpedance indices are better predictors of outcome in peritoneal dialysis patients. Perit Dial Int. 2011; 31: 574-82.
8) Nakayama M, Kawaguchi Y. Multicenter survey on hydration status and control of blood pressure in Japanese CAPD patients. Perit Dial Int. 2002; 22: 411-4.
9) Huang R, Liu Y, Wu H, et al. Lower plasma visceral protein concentrations are independently associated with higher mortality in patients on peritoneal dialysis. Br J Nutr. 2015; 113: 627-33.

〈渡邉公雄　中山昌明〉

III. 栄養に関連する用語の解説

Question 1 サルコペニアとはどういった病態ですか？サルコペニアの診断法を教えてください

Answer

1) 加齢とともに骨格筋量が減少し，筋肉機能（筋力または身体能力）が低下することにより，転倒，骨折，生活機能低下，施設入所，死亡など不良の転帰につながる病態をいう．
2) サルコペニアは骨格筋量の減少を必須条件とし，握力低下または歩行速度の低下のいずれかがあれば診断できる．アジアのワーキンググループによる診断基準を用いて診断する．

■ 1. サルコペニアの概念と診断法

サルコペニアは，加齢に伴って起きる骨格筋量の低下と筋肉機能の低下を合わせた概念である．1988年にサルコペニアの概念が提唱されたときには，骨格筋量の減少に基づいて評価がなされていた．しかし，生活機能への影響は，むしろ筋力や歩行速度など身体機能の影響が大きいことが明らかになり，2010年欧州のサルコペニアワーキンググループ（EWGSOP）はサルコペニアを「身体的な障害や生活の質の低下，および死などの有害な転帰のリスクを伴うものであり，進行性および全身性の骨格筋量および骨格筋力の低下を特徴とする症候群である」と定義した[1]．そして，骨格筋量の減少のみではなく筋肉機能（筋力または身体

表1 ■ サルコペニアの診断

	筋肉量低下	握力低下	歩行速度低下
プレサルコペニア	○	×	×
サルコペニア	○	いずれか○	
重症サルコペニア	○	○	○

能力）の低下がともに存在している場合にサルコペニアと診断することを提唱し（表1），これに基づく独自の診断アルゴリズムや基準値の目安を定めた．

EWGSOPは，サルコペニアをその原因別に分類し，加齢そのものによって起こる一次性サルコペニアと，何らかの原因に続いて起こる二次性サルコペニアに分類した．二次性サルコペニアはさらに，①不活発な生活スタイルに基づいて起こるサルコペニア，②慢性疾患の臓器不全や炎症性疾患，悪性疾患などの疾患に関連するサルコペニア，③消化管疾患や吸収不良，エネルギーやたんぱく質の摂取不足による栄養に関連するサルコペニアの3つに分類されている．サルコペニアの原因に基づく分類は，対策を講じるうえで重要である．

■ 2. アジア人のための診断基準

EWGSOPによるサルコペニアの診断基準ののち，アメリカの研究者によるサルコペニアの診断基準が発表されたが，いずれも欧米人を対象とするものであり，必ずしもアジア人を診断するために適切かどうか疑問であった．したがって，アジア人のための診断基準を作成すべく，台

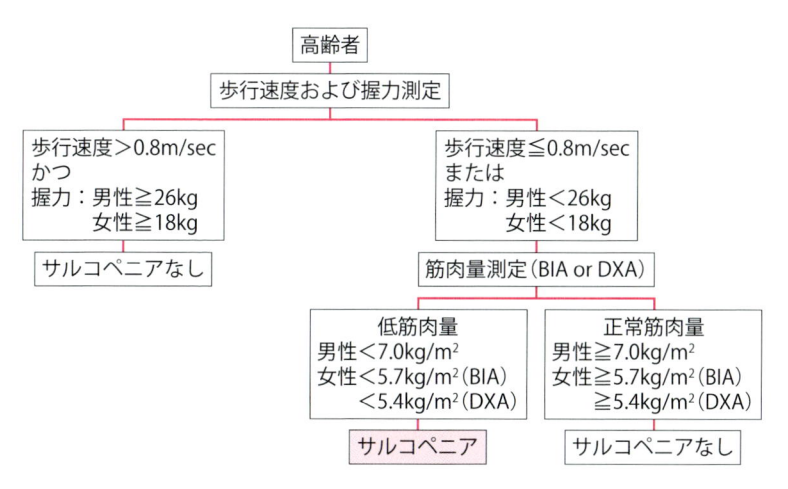

図1 ■ サルコペニアの診断基準（AWGS）

湾，韓国，日本，マレーシア，中国，タイ，香港の専門家が集まり，2013年にAsian Working Group for Sarcopenia（AWGS）が組織され，サルコペニアの診断について，独自の基準値を加えたアルゴリズムを発表した[2]（図1）．まず握力と歩行速度を測定し，いずれも低下のない者をまず除外し，次のステップで筋肉量の測定を行い，基準値未満の人はサルコペニアと診断する．筋肉量の測定としては，DXA（dual energy X-ray absorptiometry）法かBIA（bioelectical impedance analysis）法を用い，四肢筋肉量を身長の2乗で補正した値を筋肉量の評価指標とすることを推奨している．また，サルコペニアの評価を積極的に行うべき対象者についても言及し，身体機能の低下が疑われる症例や転倒を繰り返す症例をはじめ，栄養不良の疑われる症例，慢性疾患（慢性閉塞性呼吸器疾患，慢性心不全，慢性腎臓病，糖尿病など）やうつ，認知症の症例などをあげている．

■ 3. サルコペニアの病因

サルコペニアの病因は全て明らかになっていないが，加齢に伴うα運動ニューロンの脱落，アミノ酸，ビタミンDなど栄養素の欠如，筋サテライト細胞の加齢に伴う再生機能の低下，加齢に伴うⅡa線維の減少，insulin-like growth factor 1（IGF-1），成長ホルモン（GH），テストステロンなどの減少，TNF-αなどの炎症性サイトカインの増加などが原因として考えられる．

■ 文献

1) Cruz-Jentoft AJ, Baeyens JP, Bauer JM, et al. Sarcopenia: European consensus on definition and diagnosis: Report of the European Working Group on Sarcopenia in Older People. Age and Ageing. 2010; 39: 412-23.
2) Chen LK, Liu LK, Woo J, et al. Sarcopenia in Asia: consensus report of the Asian Working Group for Sarcopenia. J Am Med Dir Assoc. 2014; 15: 95-101.

〈荒井秀典〉

III. 栄養に関連する用語の解説

Question 2 サルコペニア肥満が注目されていますがどういった病態ですか？

> **Answer**
>
> サルコペニア肥満とはサルコペニアに肥満が合併した病態であり，単なるサルコペニアより，さらに転倒・骨折，心血管イベント，生活機能低下のリスクが高い病態と考えられているが，現時点でその診断基準は定まっていない．

■ 1. サルコペニア肥満の病態と診断法

　サルコペニア肥満は，サルコペニアに肥満が合併した病態である．しかしながら，現時点でサルコペニア肥満の定義は明確ではない．これまでの研究では，骨格筋量の低下と肥満の合併で定義されることが多かった．サルコペニアの定義は，骨格筋量の低下のみでなされることが多く，若年者の平均−2SD 未満が使われることが多かった．EWGSOPによるサルコペニアの定義のように握力，歩行速度が評価されていない研究がほとんどである．肥満については欧米ではBMI 30 以上，わが国では25 以上，ウエスト周囲長（わが国では男性 85 cm 以上，女性 90 cm 以上），脂肪重量比（％）（男性 27％以上，女性 38％以上など）が使われてきた．実際我々も脂肪重量比を用いてサルコペニア肥満の頻度を調査した．65 歳以上の高齢者 2,726 名（平均年齢 73.4 歳）で，AWGS の基準を用いてサルコペニアの頻度を調べると 15.7％であったが，脂肪重量比を用いてサルコペニア肥満の頻度を調べると 2.8％であったが，BMI を用いると 0.9％ときわめて少なく，欧米での報告ほど多くはないことがわかった（山田ら，未発表データ）．

　サルコペニア肥満を有する高齢者は，肥満による転倒リスクの増加もあり，単なるサルコペニアに比べ，転倒リスクが高いことが明らかと

なっている．また，サルコペニアより要介護となるリスクも高い．NHANES 研究によるとサルコペニア肥満は，サルコペニアも肥満もない状態に比べ，身体的障害が起こるリスクが約 2 倍高いことが示された[1]．フラミンガム研究でもサルコペニア肥満を有する男性は，歩行や階段昇降が困難となるリスクが 2.5 から 3 倍であることが示された[2]．これらは横断研究の結果であるが，縦断研究においてもサルコペニア肥満の生活機能障害への影響が示されている．New Mexico での縦断調査では，8 年間でサルコペニア肥満による生活機能障害発生リスクは 2.63 倍であることが示された[3]．

■ 2. サルコペニア肥満への介入

　加齢とともに内臓脂肪と筋肉内の脂肪は増加し，皮下脂肪は減少し，筋肉の質の低下が起こる．このような加齢変化は，疲れやすさや生活習慣病の原因となる．サルコペニア肥満に至るのは，2 通りあると思われる．1 つは中年期においてメタボリックシンドロームを有し，食事療法は行っていたが，運動量が不十分なままに高齢となった場合である．もう 1 つは先にサルコペニアを合併した高齢者が運動不足により肥満に陥った場合である．おそらく，前者の方が多くを占めると思われる．すなわち肥満に対して，主として食事療法のみで対処し，運動療法を十分に行わなかったケースでサルコペニア肥満となることが多くなるのではないかと思われる．したがって，いわゆるメタボ健診が始まってから，肥満対策における栄養と運動への介入が行われてきたが，高齢期になって肥満が持続するケースへの適切な栄養指導，運動指導が重要と考えられる．

■ 3. サルコペニア肥満のメカニズム

　体脂肪の蓄積は骨格筋機能へ影響を及ぼすことが明らかとなっている．メタボリックシンドロームのような病態においては，脂肪組織における慢性炎症により TNF-α などの抗炎症性サイトカインの分泌が増加し，これらのサイトカインが筋細胞に対して障害的に働くことが示唆されている．一方，いわゆる善玉のアディポサイトカインであるアディポネクチンは筋肉の再生を促すことが報告されている．また，筋肉から分泌さ

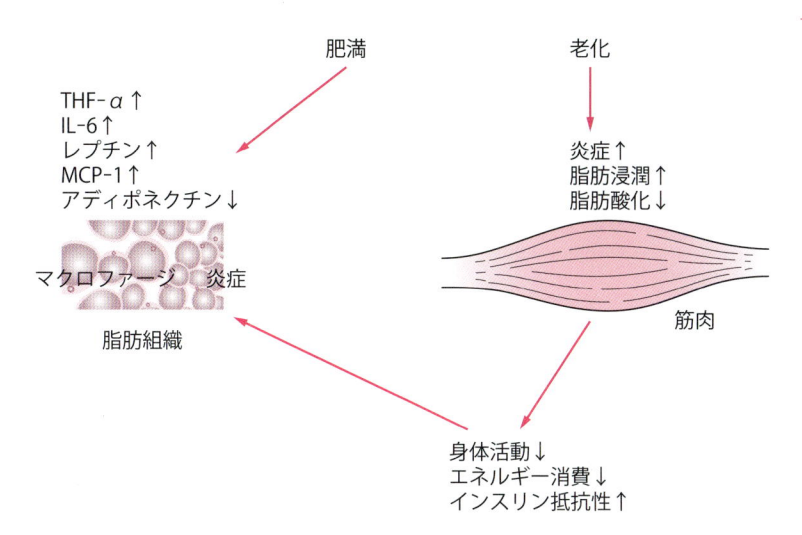

```
              肥満              老化
               ↓                 ↓
THF-α↑                         炎症↑
IL-6↑                          脂肪浸潤↑
レプチン↑                       脂肪酸化↓
MCP-1↑
アディポネクチン↓
```

マクロファージ　炎症　　　　　　　　　　筋肉

脂肪組織

　　　　　　　身体活動↓
　　　　　　　エネルギー消費↓
　　　　　　　インスリン抵抗性↑

図1■脂肪蓄積とサルコペニアとの関係
加齢や生活習慣による骨格筋量の低下や肥満は，それぞれ筋組織，脂肪組織において炎症反応を惹起し，サイトカインを発現させる．それらのサイトカインがそれぞれの臓器における炎症を増悪させ，筋肉および脂肪の質の低下を引き起こすと考えられる．

れる悪玉のマイオカインはインスリン抵抗性の悪化を引き起こす．このように筋肉と脂肪組織の間にはクロストークがあることが知られている（図1）．

■ 文献

1) Davison KK, Ford ES, Cogswell ME, et al. Percentage of body fat and body mass index are associated with mobility limitations in people aged 70 and older from NHANES III. J Am Geriatr Soc. 2002; 50: 1802-9.
2) Dufour AB, Hannan MT, Murabito JM, et al. Sarcopenia definitions considering body size and fat mass are associated with mobility limitations: the Framingham Study. J Gerontol A Biol Sci Med Sci. 2013; 68: 168-74.
3) Baumgartner RN, Wayne SJ, Waters DL, et al. Sarcopenic obesity predicts instrumental activities of daily living disability in the elderly. Obes Res. 2004; 12: 1995-2004.

〈荒井秀典〉

III. 栄養に関連する用語の解説

Question 3 サルコペニアによる摂食嚥下障害について教えてください

Answer

1) サルコペニアの摂食嚥下障害とは「加齢以外の原因も含めた全身および嚥下筋の筋肉量低下，筋力低下による摂食嚥下障害」である．
2) 加齢に伴う萎縮（原発性サルコペニア）の著しい筋に頸部筋群が含まれている．ここに低活動（廃用），低栄養（飢餓），疾患による二次性サルコペニアが加わることで，さらに摂食嚥下に関与する筋の萎縮が進行し，摂食嚥下障害を引き起こす．
3) サルコペニアによる摂食嚥下障害への対応として，リハビリテーション（以下，リハ），栄養，早期リハおよび早期経口摂取の開始が重要である．

■ 1. サルコペニアの摂食嚥下障害の診断基準

サルコペニアの摂食嚥下障害については，第19回日本摂食・嚥下リハビリテーション学会で「加齢以外の原因も含めた全身および嚥下筋の筋肉量低下，筋力低下による摂食嚥下障害」と定義された．その際，提唱された診断基準案を表1に示す[1]．(1)(2)は必須であり，嚥下筋のみの筋肉量低下，筋力低下による嚥下障害は，別の疾患（筋炎など）と考える．また画像検査は現時点では基準値がないため，probable diagnosis(1)(2)(4)，possible diagnosis(1)(2)(5)が実用的となる．

■ 2. メカニズムと実態

摂食嚥下障害の原因として多いのは脳血管障害である．しかし，高齢社会となった今，サルコペニアの摂食嚥下障害と思われる症例は増加傾向にあり，そのメカニズムを理解し，予防と早期発見，早期治療にあた

表1 ■ サルコペニアの摂食嚥下障害診断基準案（2013年9月23日）

(1) 摂食嚥下障害が存在している．
(2) 全身のサルコペニア（筋肉量と筋力の低下）と診断されている．
(3) 画像検査（CT，MRI，超音波エコー）で嚥下筋のサルコペニアと診断されている．
(4) 摂食嚥下障害の原因として，サルコペニア以外の疾患が存在しない．
(5) 脳卒中，脳外傷，神経系疾患，頭頸部がん，膠原病などが存在しても，摂食嚥下障害の主要因はサルコペニアであると考えられる．

(1)＋(2)＋(3)＋(4) → definite diagnosis
(1)＋(2)＋(4) → probable diagnosis
(1)＋(2)＋(5) → possible diagnosis

表2 ■ 準備期（咀嚼期），口腔期，咽頭期に関与する筋

嚥下の期	作用	活動する筋
準備期（咀嚼期）	捕食	口唇周囲の表情筋，咬筋，側頭筋，内側・外側翼突筋，顎二腹筋，顎舌骨筋，オトガイ舌骨筋，茎突舌骨筋，胸骨舌骨筋，肩甲舌骨筋，胸骨甲状筋，甲状舌骨筋
準備期（咀嚼期）	咀嚼 食塊保持 食塊形成	咬筋，側頭筋，内側・外側翼突筋 口輪筋，頰筋，内・外舌筋 顎二腹筋，顎舌骨筋，オトガイ舌骨筋，茎突舌骨筋，胸骨舌骨筋，肩甲舌骨筋，胸骨甲状筋，甲状舌骨筋
口腔期	舌骨の固定	咬筋，内側・外側翼突筋 顎二腹筋，顎舌骨筋，オトガイ舌骨筋，茎突舌骨筋，胸骨舌骨筋，肩甲舌骨筋，胸骨甲状筋，甲状舌骨筋
口腔期	嚥下圧	内舌筋，オトガイ舌筋，舌舌骨筋など
口腔期	鼻咽腔閉鎖 口峡のすぼめ	口蓋帆張筋，口蓋帆挙筋，口蓋垂筋 口蓋舌筋，口蓋咽頭筋
咽頭期	咽頭の収縮	上・中・下咽頭収縮筋
咽頭期	咽頭・喉頭を挙上	茎突咽頭筋，耳管咽頭筋
咽頭期	舌骨の挙上	顎二腹筋，顎舌骨筋，オトガイ舌骨筋，茎突舌骨筋
咽頭期	声門閉鎖 声帯内転	甲状披裂筋，外側輪状披裂筋 斜披裂筋，横披裂筋，披裂喉頭蓋筋
咽頭期	喉頭蓋挙上・反転	甲状舌骨筋，披裂喉頭蓋筋など
咽頭期	食道入口部開大	輪状咽頭筋など

ることは非常に重要である．

　食べるという動作には，捕食，咀嚼，口腔から咽頭への送り込み，嚥下といった運動機能を必要とする．この摂食嚥下機能には頭頸部の多くの筋群が関与し（表2），それぞれが的確なタイミング，バランスのよい筋力で協調して働く必要がある．そのため，嚥下時に複雑に協調する筋群の一部，あるいは複数の筋の活動性が低下することにより，嚥下機能低下は容易に引き起こされる．

　加齢に伴う萎縮（原発性サルコペニア）の著しい筋に頸部筋群が含まれている[2]．廃用性の筋萎縮が遅筋（typeⅠ）線維での萎縮が顕著で，筋線維組成が速筋化するのに対し，サルコペニアでは速筋（typeⅡ）線維に選択的な萎縮が認められ，筋再生能の低下により筋線維数が減少する[2]．運動神経線維のうち，筋線維を支配して実際の筋収縮に関与するα運動ニューロンは加齢とともに50％も低下し，筋増殖に必要な骨格筋組織特異的幹細胞であるサテライト細胞も減少する[2]．このような加齢に伴う筋萎縮に加え，廃用による筋萎縮，低栄養および疾患による筋たんぱくの異化が加わり，二次性サルコペニアとしての筋萎縮はさらに進行していく．舌中央部の厚みが上腕筋面積と年齢に関連し，低栄養は骨格筋だけでなく舌のサルコペニアも誘発する可能性[3]，舌の運動機能低下と骨格筋量の低下は嚥下機能の低下と有意に相関すること[4]などが示されている．摂食嚥下関連筋量の減少と筋力の低下は，サルコペニアの摂食嚥下障害を引き起こす独立した因子である[5]という報告もある．

■ 3. 対応（治療）

　近年，サルコペニアの摂食嚥下障害に対し，PT・ST訓練と十分な栄養摂取とを併用し改善した症例[6,7]や，入院3日以内のPT開始群での院内死亡率低下[8]，入院後2日以内の経口摂取開始群で経口摂取が向上[9]，不要な絶飲食は治療期間の長期化や嚥下機能の低下を含め患者に悪影響を及ぼすこと[10]など，早期リハ，早期経口摂取の開始，リハ栄養の有用性を示す報告がなされている．リハ栄養は「栄養状態も含めてICF（国際生活機能分類）で評価を行ったうえで，障害者や高齢者の機能，活動，参加を最大限発揮できるような栄養管理を行うこと」と定義

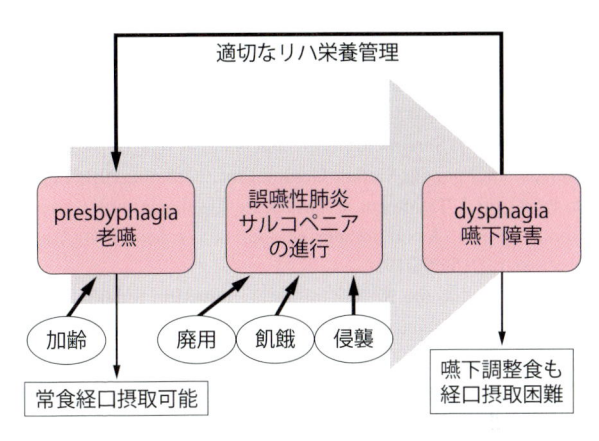

図1 ■ 誤嚥性肺炎・サルコペニアの摂食嚥下障害

されており[11],早期離床のみならず,早期からの摂食嚥下機能訓練と,筋肉量増加・栄養改善をめざした積極的な栄養管理との併用が重要である（図1）[12].具体的には「1日のエネルギー投与量＝1日のエネルギー消費量＋エネルギー蓄積量（200～750 kcal）」となるように,栄養摂取とトレーニングを行う.ただし,レジスタンストレーニングは,たんぱく同化作用を促進し異化作用を抑えたうえで行う必要がある.またたんぱく質量は1.0～1.5g/kg/dayを目安に十分量を補給することが望ましい[13].ただし,透析導入前の進行性腎不全では0.6～0.8g/kg/day程度のたんぱく制限が基本となり,透析導入後では0.9～1.2g/kg/day程度の十分なたんぱく摂取が必要となる[14]ため,状態に応じ対応する必要がある.

■ 文献

1) Wakabayashi H. Presbyphagia and sarcopenic dysphagia: association between aging, sarcopenia, and deglutition disorders. J Frailty Aging. 2014; 3: 97-103.
2) 鈴木隆雄, 監修. サルコペニアの基礎と臨床. 東京: 真興交易医書出版部; 2011.
3) Tamura F, Kikutani T, Tohara T, et al. Tongue thickness relates to nutritional

status in the elderly. Dysphagia. 2012; 27: 556-61.
4) Murakami K, Hirano H, Watanabe Y, et al. Relationship between swallowing function and the skeletal muscle mass of older adults requiring long-term care. Geriatr Gerontol Int. 2015 doi: 10.1111/ggi.12572
5) Maeda K, Akagi J. Sarcopenia is an independent risk factor of dysphagia in hospitalized older people. Geriatr Gerontol Int. 2015 doi: 10.1111/ggi.12486
6) Maeda K, Akagi J. Treatment of sarcopenic dysphagia with rehabilitation and nutritional support: A comprehensive approach. J Acad Nutr Diet. 2015 doi: 10.1016/j.jand.2015.09.019.
7) Wakabayashi H, Uwano R. Rehabilitation nutrition for possible sarcopenic dysphagia after lung cancer surgery: a case report. Am J Phys Med Rehabil. 2016 doi: 10.1097/PHM.0000000000000458
8) Momosaki R, Yasunaga H, Matsui H, et al. Effect of early rehabilitation by physical therapists on in-hospital mortality after aspiration pneumonia in the elderly. Arch Phys Med Rehabil. 2015; 96: 205-9.
9) Koyama T, Maeda K, Anzai H, et al. Early commencement of oral intake and physical function are associated with early hospital discharge with oral intake in hospitalized elderly individuals with pneumonia. J Am Geriatr Soc. 2015: 63: 2183-5.
10) Maeda K, Koga T, Akagi J. Tentative nil per os leads to poor outcomes in older adults with aspiration pneumonia. Clin Nutr. 2015 doi: 10.1016/j. clnu. 2015. 09. 011.
11) Wakabayashi H, Sakuma K. Rehabilitation nutrition for sarcopenia with disability: a combination of both rehabilitation and nutrition care management. J Cachexia Sarcopenia Muscle. 2014; 5: 269-77.
12) 若林秀隆. 誤嚥性肺炎. 若林秀隆, 他編. サルコペニアの摂食・嚥下障害―リハビリテーション栄養の可能性と実践. 東京: 医歯薬出版; 2012. p.127.
13) Morley JE, Argiles JM, Evans WJ, et al. Nutritional recommendations for the management of sarcopenia. J Am Med Dir Assoc. 2010; 11: 391-6.
14) 日本腎臓学会, 編. 慢性腎臓病に対する食事療法基準 2014 年版. 日腎会誌. 2014; 56: 553-99.

〈山田友美　若林秀隆〉

III. 栄養に関連する用語の解説

Question 4　フレイルとはどんな病態ですか？フレイルはどうやって評価すればよいですか？

Answer

1) フレイルは高齢期において生理的予備能が低下することでストレスに対する脆弱性が亢進し，生活機能障害や要介護状態，死亡などの転帰に陥りやすい状態のことである．
2) Frailty Phenotype または Frailty Index を用いてフレイルを評価することができるが，わが国においてフレイルの評価法に関するコンセンサスや基準値は定まっていない．
3) Frailty Phenotype に準ずる場合の日本人高齢者のフレイルの有病率は 5.7〜11.3％とされている．

■ 1. フレイルとはどんな病態であるか

フレイルは健常な状態と要介護状態の中間的な段階[1]，として捉えることで理解がしやすい．一般に高齢になるほど生理的予備能の低下がすすみ，その結果様々なストレスに対する適応が難しくなる[1]．フレイルは，筋力の低下に起因した易転倒性などの身体的問題や，認知機能低下や抑うつなどの精神的問題，独居や経済的困窮などの社会的問題を概念に含む[1]．高齢者の多くはこのフレイルの過程を経て，要介護状態などの重大転帰へと移行するものと考えられている．

一方で，フレイルには栄養や運動，病気の治療などのしかるべき介入によって再び健常な状態に戻るという可逆性が内包されている[1]．フレイルにみられる身体機能の低下を「年のせい」と誤解してしまい，その対策をあきらめてしまうことのないよう，予防・改善のための行動をとる必要がある．

表1 ■ フレイルの表現型と研究間の比較（文献 2, 5, 6 より作成）

表現型	オリジナルの Frailty Phenotype 評価指標	新開 (2013) 評価指標	頻度	Shimada (2013) 評価指標	頻度
①身体の萎縮	○ベースライン時：1年間で10ポンド（約 4.5kg）以上の非意図的な体重減少 ○追跡調査時：1年間で体重が 5%減少	1年間で体重が 5%減少	7.2%	2年間で体重が 5%減少	12.1%
②疲れやすさ	CES-D の Q7 および Q20 のどちらかに [moderate time] または [most of the time] と回答	CES-D の Q7 および Q20 のどちらかに「週 1～2日」「週 3～4日」「週 5日以上」と回答	12.5%	「自分は活力が満ちあふれているると感じるか」の問いに「いいえ」と回答	44.1%
③活動量の減少	余暇身体活動量：性別下位 20%	家事をする→余暇活動ほとんどなし 家事しない→余暇活動 1回/週以下	23.2%	「軽い運動・体操」および「定期的なスポーツ」をしていないと回答	29.3%
④動きの緩慢さ	15フィート（約 4.6m）歩行速度：性・身長階級別下位 20%	5m 歩行速度： 男性 79 歳以下 1.2m/sec 未満 　　 80 歳以上 1.0m/sec 未満 女性 79 歳以下 1.1m/sec 未満 　　 80 歳以上 0.9m/sec 未満	16.7%	1.0m/sec 未満	16.8%
⑤弱々しさ	握力：性・身長階級別下位 20%	握力： 男性 79 歳以下 29.0kg 未満 　　 80 歳以上 23.5kg 未満 女性 79 歳以下 17.5kg 未満 　　 80 歳以上 12.5kg 未満	18.8%	男性 26kg 未満 女性 17kg 未満	13.1%
①～⑤の該当数 3項目以上　フレイル 1～2項目　プレフレイル 該当なし　ノンフレイル			5.7% 38.0% 56.3%		11.3% — —

■ 2. フレイルの評価法

フレイルの評価法として Frailty Phenotype[2] と Frailty Index[3] がよく知られている．Frailty Phenotype は身体機能の低下によって顕在化しやすい 5 つの表現型から評価する[2]．5 項目中 3 項目に該当する場合をフレイルとして判定する（表 1）．わかりやすく簡便に行えるが，認知機能や疾患などは盛り込まれていない．一方，Frailty Index は「加齢に伴う様々な障害の集積」という点に重きをおいており，40 項目を用いて評価を行う[3]（表 2）．Frailty Index は総合的な評価が可能な反面，その分析は難しい．

残念ながら，Frailty Phenotype も Frailty Index のどちらも現時点で日本人に適応可能な基準値は定まっていない．わが国独自のフレイルの評価法として，要介護のリスク者を抽出するための「基本チェックリスト」があるが，特異度が低いことが問題とされている[4]．一方，15 の質問からなる「介護予防チェックリスト」は Frailty Phenotype との当てはまりがよいとされている[5]．カットオフ値をスコアの 3 点/4 点とした場合のフレイルのスクリーニングの感度は 70%，特異度が 89.3% とされている[5]．

■ 3. フレイルの疫学

日本人高齢者を対象に Frailty Phenotype に準ずる有病率を報告したものがいくつかある（表 1）．群馬県草津町在住の高齢者 526 名を対象とした研究では，フレイルの有病率は 5.7% とされている[5]．一方，愛知県大府市に在住の高齢者 4,745 名を対象とした研究では 11.3% となっており[6]，顕在化した表現型についても報告間で少なからず違いがある[5,6]．これらは対象となっている高齢者集団の違いに起因したものなのか，用いられた基準値が報告間で異なっていることに起因したものなのかは明らかではない[5,6]．わが国におけるフレイルの全体像を把握するためにも，早急に統一的な基準の策定がなされるべきと考えられる．

表2 ■ Frailty Index の点数表（Searle SD, et al. BMC Geriatr. 2008; 8: 24[3]）より作成）

項目		
介助が必要		
入浴	はい＝1点	いいえ＝0点
着替え	はい＝1点	いいえ＝0点
椅子に座る	はい＝1点	いいえ＝0点
家の周りを散歩する	はい＝1点	いいえ＝0点
食事	はい＝1点	いいえ＝0点
整髪	はい＝1点	いいえ＝0点
トイレ	はい＝1点	いいえ＝0点
階段の昇降	はい＝1点	いいえ＝0点
450gのものを持ち上げる	はい＝1点	いいえ＝0点
買い物	はい＝1点	いいえ＝0点
家事	はい＝1点	いいえ＝0点
食事の準備	はい＝1点	いいえ＝0点
薬を服用する	はい＝1点	いいえ＝0点
金銭の管理	はい＝1点	いいえ＝0点
1年間で450g以上の体重減少	はい＝1点	いいえ＝0点
自覚的健康度	悪い＝1点　やや悪い＝0.75点　良い＝0.5点 非常に良い＝0.25点　最高＝0点	
1年間での健康状態の変化	悪くなった＝1点　良くなった/変わらない＝0点	
体調が悪いため1日の半分以上横になっている：過去1カ月間	はい＝1点	いいえ＝0点
普段通りの活動ができない：過去1カ月間	はい＝1点	いいえ＝0点
外出頻度	2日以下＝1点　　3日以上＝0点	
何をするにしても辛いと感じる	いつも＝1点　ときどき＝0.5点　まれ＝0点	
気分が落ち込む	いつも＝1点　ときどき＝0.5点　まれ＝0点	
幸福感	いつも＝0点　ときどき＝0.5点　まれ＝1点	
孤独感	いつも＝1点　ときどき＝0.5点　まれ＝0点	
困り事がある	いつも＝1点　ときどき＝0.5点　まれ＝0点	
高血圧	あり＝1点　疑いあり＝0.5点　なし＝0点	
心臓発作	あり＝1点　疑いあり＝0.5点　なし＝0点	
慢性心不全	あり＝1点　疑いあり＝0.5点　なし＝0点	
脳卒中	あり＝1点　疑いあり＝0.5点　なし＝0点	
がん	あり＝1点　疑いあり＝0.5点　なし＝0点	
糖尿病	あり＝1点　疑いあり＝0.5点　なし＝0点	
関節炎	あり＝1点　疑いあり＝0.5点　なし＝0点	
慢性肺疾患	あり＝1点　疑いあり＝0.5点　なし＝0点	
MMSEスコア	10未満＝1点　11〜17＝0.75点　18〜20＝0.5点 21〜24＝0.25点　25以上＝0点	
最大呼気流量のカットオフ値 (L/分)	男性340, 女性310	
BMIのカットオフ値 (kg/m^2)	18.5未満または30以上（25〜30の場合は0.5点）	
肩の筋力のカットオフ値 (kg)	男性12, 女性9	
6m歩行時間のカットオフ値：普通（秒）	16	
6m歩行時間のカットオフ値：速歩（秒）	10	

	男性		女性	
握力のカットオフ (kg)	BMI 24以下	29	BMI 23以下	17
	BMI 24.1〜28	30	BMI 23.1〜26	17.3
	BMI 28.1以上	32	BMI 26.1〜29	18
			BMI 29.1以上	21

■ **文献**

1) 日本老年医学会フレイルワーキング. フレイルに関する日本老年医学会からのステートメント. 2014; http://www.jpn-geriat-soc.or.jp/info/topics/pdf/20140513_01_01.pdf
2) Fried LP, Tangen CM, Walston J, et al. Frailty in older adults: evidence for a phenotype. J Gerontol A Biol Sci Med Sci. 2001; 56: M146-56.
3) Searle SD, Mitnitski A, Gahbauer EA, et al. A standard procedure for creating a frailty index. BMC Geriatr. 2008; 8: 24.
4) 介護予防マニュアル改定委員会. 介護予防マニュアル改訂版. 2012; http://www.mhlw.go.jp/topics/2009/05/tp0501-1.html
5) 新開省二, 渡辺直紀, 吉田裕人, 他.『介護予防チェックリスト』の虚弱指標としての妥当性の検証. 日本公衆衛生雑誌. 2013; 60: 262-74.
6) Shimada H, Makizako H, Doi T, et al. Combined prevalence of frailty and mild cognitive impairment in a population of elderly Japanese people. J Am Med Dir Assoc. 2013; 14: 518-24.

〈幸 篤武　安藤富士子　下方浩史〉

III. 栄養に関連する用語の解説

Question 5 CKD患者におけるサルコペニアとフレイルについて教えてください

Answer

1) CKD患者では，腎機能の低下とともに，サルコペニアとフレイルを合併しやすい．

2) CKDにおいてサルコペニアを促進させる原因として報告されている因子は，低栄養状態，代謝性アシドーシス，炎症，糖尿病，insulin/insulin-like growth factor-1（IGF-1）抵抗性，成長ホルモンの分泌低下，尿毒素，活動量の低下，ビタミンD不足，酸化ストレスなどである（表1）．

3) 近年の報告ではCKD患者においては筋肉量低下よりも筋力低下が死亡率上昇のリスクになることが報告されている．また，高齢の保存期CKD患者において日常生活動作（activities of daily living：ADL）の低下した患者は透析導入期における死亡率の高さも問題となっている．

表1 ■ CKD患者のサルコペニアを促進する因子

- 低栄養状態
- 代謝性アシドーシス
- 炎症
- 糖尿病
- insuline/IGF-1 抵抗性
- 成長ホルモンの分泌低下
- 尿毒素
- 活動性の低下
- ビタミンDの不足
- 酸化ストレス

■ 1. CKDとサルコペニア・フレイルの疫学

　CKD患者は，加齢に加えてたんぱく質エネルギー栄養障害（protein-energy wasting：PEW）を合併することが多く，原発性サルコペニアよりも筋萎縮が進行しやすい状態であると考えられている．国際腎栄養代謝学会から提唱されたPEWの診断基準[1]では，診断項目の1つに「筋肉量減少」が含まれており，サルコペニアはCKD患者においても重要な栄養学的症候である．PEWはCKDステージG2〜G3のCKDで20％以上，透析患者で30〜40％に合併するといわれている．

　フレイルは40歳未満から出現し，プレフレイルを含めると，透析患者では約80％に合併しているといわれる．透析患者も含む高齢者のCKDで特に問題となっているのが，腎不全もしくはその合併症ではなく，身体・認知機能低下や栄養障害に関連した感染症・衰弱による死亡が増加してきていることである．

■ 2. CKDにおけるサルコペニア・フレイルの成因機序

　骨格筋量は，筋たんぱくの合成と異化のバランスによって決定され，合成にはinsulin/ IGF-1シグナリングが，異化にはユビキチン・プロテ

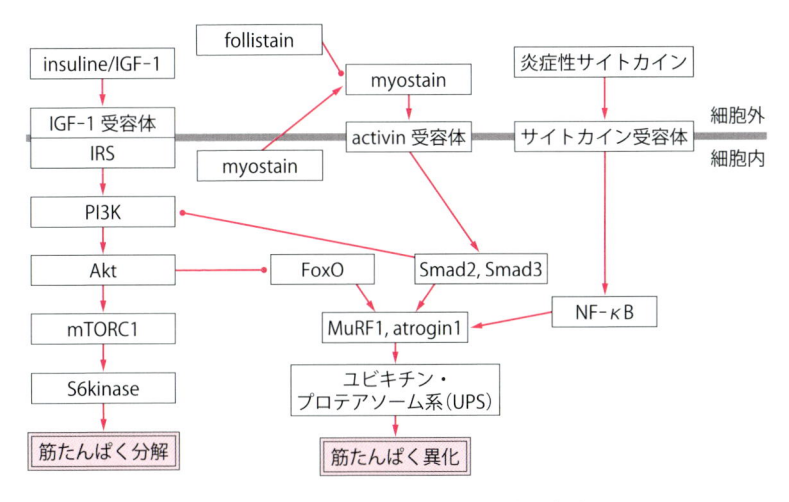

図1 ■ 筋たんぱくの合成・異化の主要経路

アソーム系（UPS）が主に制御している（図1）.

　CKD患者は腎機能が低下し，ステージが進むと代謝性アシドーシスを合併することが多く，アルブミンの合成の阻害，UPSの活性化を介し，筋たんぱくの異化を亢進させる[2]．また，代謝性アシドーシスは炎症性サイトカインの合成を促進することで，さらに骨格筋萎縮に関与すると考えられる．また，代謝性アシドーシスはinsulin/IGF-1シグナリングを抑制するグルココルチコイドの分泌を促進する．グルココルチコイドはphosphatidylinositol 3-kinase（PI3K）および信号伝達物質の1つであるAktのリン酸化抑制，mammalian target of rapamycin complex 1（mTORC1）の抑制因子であるregulated in DNA damage and development 1（REDD1）の発現促進に働きかける.

　また，CKD患者ではtumor necrosis factor-α（TNF-α）やTNF-like weak inducer of apoptosis（TWEAK）など炎症性サイトカインの産生増加，血中濃度上昇がみられ，これらはnuclear factor（NF）-κBを活性化する[3]．NF-κBはユビキチンリガーゼであるMuRF1の発現を誘導しUPSを介して筋萎縮に関与する.

　CKDによる全身性の炎症はエネルギー消費を亢進させ，また，食欲調節ホルモン（レプチン，グレリン，メラノコルチンなど）による視床下部の反応が阻害されることにより食欲不振を引き起こす．食欲不振によりエネルギーやたんぱく質の摂取量が低下すると，筋たんぱくの異化が進行する．特に筋たんぱくを構成するアミノ酸の約40％はBCAA（branched chain amino acid）であり，エネルギーやたんぱく質摂取量が不足すると筋たんぱくから放出されたBCAAがエネルギー産生に利用される．BCAAの中で特にロイシンはinsulin/IGF-1シグナリングのmTORを直接活性化し筋たんぱくの合成を亢進させるが，CKDではロイシンによる筋たんぱく合成作用に抵抗性が存在する可能性がある.

　アンジオテンシンIIの上昇もCKD患者に認められるが，アンジオテンシン受容体タイプI（AT1R）を介して酸化ストレスの亢進，カスパーゼ3やMuRF1の発現増加を介してUPSによるたんぱく異化を促進する経路が考えられており[4]，CKDにおけるサルコペニアにも大き

な影響をもっている可能性がある.

その他にも,糖尿病を合併した際のインスリン抵抗性,成長ホルモンへの反応性の低下なども筋萎縮をさらに促進させる因子である可能性がある.

これらの因子は単独でも筋萎縮のリスクとなるが,実際には複合的に筋たんぱくの同化抑制・異化亢進を促進し,筋萎縮,筋力低下を進行させていると考えられる.

■ 3. 日本人CKD患者に診断基準をあてはめるうえでの注意点

わが国のCKD患者は増加傾向であり,厚生労働省の調査では,国民の約13%が罹患しているとされている.その多くは高齢者であり,70歳以上の約3割,80歳以上の約4割が定義上CKD患者である.この割合は今後も増加し続けると考えられている.高齢CKD患者の特徴として,筋肉量・筋力の低下したサルコペニアの割合が多く,また,身体機能低下による衰弱に伴うADL低下が指摘されている.

腎機能の指標として,糸球体濾過量(glomerular filtration rate: GFR)が用いられ,推算GFR(eGFR)は血清クレアチニンを用いるが,るいそうや下肢切断など筋肉量が極端に少ない場合には血清シスタチンCの推算式がより適切であると考えられる.

CKD患者のサルコペニアの診断においても筋肉量が重視されているが,近年の報告ではCKD患者においては筋肉量低下よりも筋力低下が予後不良因子となることが報告されており[5],CKD患者におけるサルコペニアの診断基準に関して再考することが示唆されている.

また,高齢の保存期CKD患者においてADLの低下した患者は透析導入期における死亡率が高いことが報告されている[6].血液透析を導入する超高齢者は3カ月以内の死亡が多いことが明らかになり,この原因を多変量解析した結果,CKDの現疾患や心筋梗塞の既往,バスキュラーアクセスの種類と同様に,導入時の栄養状態や日常生活障害度が独立した死亡率上昇の因子であった.特に日常生活障害度が高度な場合は10.6倍の死亡率であった[7].日常生活障害度の高い,フレイルである高齢CKD患者に対する血液透析導入については再考する必要があり,な

るべく早期に，日常生活障害度が高度にならないように介入が必要であると考えられる．

■ **文献**

1) Fouque D, Kalantar-Zadeh K, Kopple J, et al. A proposed nomenclature and diagnostic criteria for protein-energy wasting in acute and chronic kidney disease. Kidney Int. 2008; 73: 391-8.
2) Bailey JL, Wang X, England BK, et al. The acidosis of chronic renal failure activates muscle proteolysis in rats by augmenting transcription of genes encoding proteins of the ATP-dependent ubiquitin-proteasome pathway. J Clin Invest. 1996; 97: 1447-53.
3) Schiaffino S, Dyar KA, Ciciliot S, et al. Mechanisms regulating skeletal muscle growth and atrophy. FEBS J. 2013; 280: 4294-314.
4) Yoshida T, Tabony AM, Galvez S. Molecular mechanisms and signaling pathways of angiotensin II-induced muscle wasting: potential therapeutic targets for cardiac cachexia. Int J Biochem Cell Biol. 2013; 45: 2322-32.
5) Isoyama N, Qureshi AR, Avesani CM, et al. Comparative associations of muscle mass and muscle strength with mortality in dialysis patients. Clin J Am Soc Nephrol. 2014; 9: 1720-8.
6) Kurella Tamura M, Covinsky KE, Chertow GM, et al. Functional status of elderly adults before and after initiation of dialysis. N Engl J Med. 2009; 361: 1539-47.
7) 谷澤雅彦, 柴垣有吾, 長谷川毅, 他. 導入時高齢患者の予後. 日透医誌. 2012; 27: 425-31.

〈西 麻希　濵田康弘〉

III. 栄養に関連する用語の解説

Question 6　Protein-energy wasting（PEW）とはどういった病態ですか？診断基準を教えてください

Answer

1) 2006年の第12回国際腎栄養代謝学会（ISRNM）において，CKDの栄養障害をprotein-energy wasting（PEW）とよぶことが提唱され，2008年に誌上化された．
2) 炎症以外にも，経口摂取の低下，尿毒素の蓄積，代謝亢進，酸化ストレス，インスリン抵抗性など複数の要因が関与し，体たんぱく（骨格筋）やエネルギー源（体脂肪）が減少する病態．
3) 身体計測，生化学的栄養指標，食事摂取調査を用い，生化学検査，体格検査，筋肉量，食事摂取量の4つのカテゴリーの評価項目で診断される．
4) PEWの各診断項目については，心血管疾患などの合併症や生命予後に対する予測力のみならず，CKD患者のADLやQOLを評価・検証した上でのカットオフ値を見直していく必要がある．

■ 1. CKD患者の栄養障害

　CKD患者では，原因疾患および腎不全の病態や，透析療法に起因する因子とが複雑に関連した異化亢進をきたしやすい状態にある．経口摂取の低下のみならず，尿毒素の蓄積，代謝亢進，炎症，酸化ストレス，インスリン抵抗性など複数の要因が関与し，体たんぱく（骨格筋）やエネルギー源（体脂肪）が減少するが，2006年の第12回国際腎栄養代謝学会（ISRNM）において，このようなCKDの栄養障害は「protein-energy wasting（PEW）」とよぶことが提唱された（図1）[1]．また，悪液質（カヘキシア）とは，慢性消耗性疾患をもとに生じる筋肉

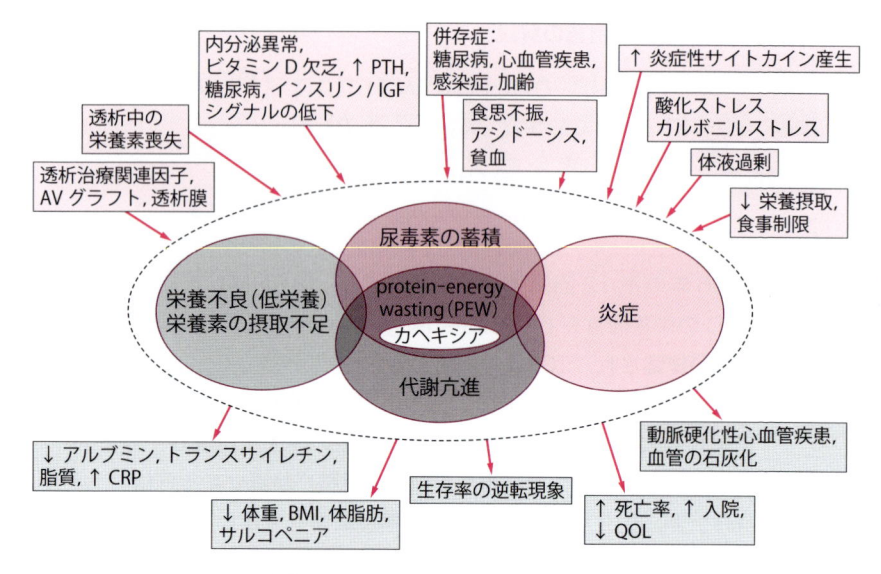

図中テキスト:
- 内分泌異常, ビタミンD欠乏, ↑PTH, 糖尿病, インスリン/IGFシグナルの低下
- 併存症: 糖尿病, 心血管疾患, 感染症, 加齢
- ↑炎症性サイトカイン産生
- 透析中の栄養素喪失
- 食思不振, アシドーシス, 貧血
- 酸化ストレス カルボニルストレス
- 透析治療関連因子, AVグラフト, 透析膜
- 体液過剰
- ↓栄養摂取, 食事制限
- 尿毒素の蓄積
- 栄養不良（低栄養）栄養素の摂取不足
- protein-energy wasting (PEW)
- カヘキシア
- 炎症
- 代謝亢進
- ↓アルブミン, トランスサイレチン, 脂質, ↑CRP
- ↓体重, BMI, 体脂肪, サルコペニア
- 生存率の逆転現象
- 動脈硬化性心血管疾患, 血管の石灰化
- ↑死亡率, ↑入院, ↓QOL

図1 ■ CKD患者におけるPEWとカヘキシア（Fouque D, et al. Kidney Int. 2008; 73: 391-8[1])

量の減少を主徴とした複合的な代謝異常の症候群で, PEWが重篤となった病態である.

PEWでは骨格筋や体脂肪の減少を伴う栄養状態の悪化に注目するのに対し, 同じく筋肉消耗性疾患であるサルコペニアでは筋肉量, 筋力, 身体機能の低下に, フレイルでは筋肉量や栄養状態以外にも, 様々な身体面・精神面の要素を含めて定義されている点で区別される.

ISRNMが推奨する診断基準をもとに, 今後, わが国でも, これに準ずる形でPEWの診断が普及していく可能性が考えられるが, 日常診療で実践できる簡便なスクリーニング法や診断基準の開発が望まれる.

■ 2. PEWの定義と診断

PEWの診断基準では, 身体計測, 生化学的栄養指標, 食事摂取調査を用いている. 評価項目は, 生化学検査, 体格検査, 筋肉量, 食事摂取量の4つのカテゴリーに分け, それぞれの基準値が示されている（表

表 1 ■ PEW 診断基準 (Fouque D, et al. Kidney Int. 2008; 73: 391-8[1])

カテゴリー	該当項目
生化学的検査	血清アルブミン＜3.8g/dL（BCG 法） 血清プレアルブミン＜30mg/dL 総コレステロール＜100mg/dL
体格検査	BMI＜23kg/m^2 体重減少（浮腫が少ない状態）：3 カ月で 5％，6 カ月で 10％以上 体脂肪率＜10％
筋肉量	筋肉量の減少：3 カ月で 5％以上，あるいは 6 カ月で 10％以上 前腕筋周囲面積：基準値の 50％範囲内において 10％以上の減少 クレアチニン出現速度
食事摂取量	たんぱく摂取量の低下 　0.8g/kg/day 未満が少なくとも 2 カ月以上（維持透析患者） 　0.6g/kg/day 未満が少なくとも 2 カ月以上（CKD Stage 2～5） エネルギー摂取量の低下 　25kcal/kg/day 未満が少なくとも 2 カ月以上

上記の 4 カテゴリー中，1 項目でも該当するカテゴリーが 3 つ以上ある場合に，PEW と診断する．

1)[1]．そして，それらの 4 つのカテゴリーのうち，1 項目でも該当するカテゴリーが少なくとも 3 つ以上ある場合，PEW と診断する．理想的には 2～4 週間の間隔を空けて，少なくとも 3 回は評価すべき，とコメントされている．今回の診断基準には含まれないが，Kidney Disease-Dialysis Outcome Quality Intiative（K/DOQI）[2]や，European Best Practice Guideline（EBPG）[3]の栄養ガイドラインでは，腎疾患用に改訂した Subjective Global Assesment（SGA）を栄養指標として用いることが推奨されているが，本提言では，「SGA は PEW の状態を反映する指標であるかもしれないが，絶対的な PEW の診断基準として考えるべきではない」とコメントしている．根本的には食事におけるそれぞれの栄養素の摂取量を測定する方法がないことで，基準値の妥当性を評価することができないのである．そのため本質的には基準値を提示するという考え方から，血液検査や身体計測などの評価の方法や解釈とその異常値への対処といった形に変更していく必要があるのかもしれない．

■ 3. PEW 評価時の注意点と，日本における今後の課題

　PEW の評価時の注意点としては，診断基準の血清アルブミンの測定は BCG（Bromcresol Green）法であること，たんぱく喪失性疾患（ネフローゼ症候群，肝硬変，たんぱく漏出性消化管疾患など）のある場合には，アルブミンのカットオフ値は使えないこと，脂質降下薬内服中は血清総コレステロールのカットオフ値は使えないこと，日本人では BMI がもっと低い方がよい可能性があること，浮腫のない状態で体重が減っているか評価する必要があること，などである．アルブミンの測定法に関しては，BCG 法は感度が良好である一方，グロブリンや急性相反応物質などのアルブミン以外のたんぱくとも反応するため特異性に劣る．一方，現在日本で主流の BCP（Bromcresol Purple）改良法はアルブミンとの特異性が高く測定値が低値となり，特にアルブミンの低下する病態では，2 法による測定値の差は解離する．また，わが国の透析患者における BMI に関する長期予後調査においては，BMI が 16.9 以下，および 23 以上で有意に生存率が低かったと報告されている[4]．これらを考慮したうえで，われわれは，現在，日本透析医学会に蓄積されたデータなどのメタ解析を通し，日本人に適した独自の栄養評価指標を策定していくことが急務である．栄養評価指標の策定においては，心血管病などの合併症や生命予後に対する予測力のみならず，CKD 患者の ADL や QOL を評価・検証したうえでの，各診断項目のカットオフ値を見直していく必要がある．

　CKD における栄養障害は，患者の活動度を低下させ，心血管病変の進展や免疫能低下などとも密接に関連している．また，筋力低下や転倒・骨折などから要介護・要支援状態となる大きな要因となり，これらは CKD 患者の生活の質（QOL）や生命予後に大きな影響を及ぼすことが知られている[5]．これらの改善のために，CKD 患者の栄養障害に対する，病因・発症機序の究明と，早期のスクリーニング方法および，高リスク群となる高齢者における透析方法を含む CKD 患者の治療指針についても今後十分に検討していく必要がある．

■ **文献**

1) Fouque D, Kalantar-Zadeh K, Kopple J, et al. A proposed nomenclature and diagnostic criteria for protein-energy wasting in acute and chronic kidney disease. Kidney Int. 2008; 73: 391-8.
2) K/DOQI, National Kidney Foundation: Clinical practice guidelines for nutrition in chronic renal failure. Am J Kidney Dis. 2000; 35: S1-140.
3) Fouque D, Vennegoor M, ter Wee P, et al. EBPG guideline on nutrition. Nephrol Dial Transplant. 2007; 22(Suppl. 2): ii45-87.
4) Kaizu Y, Tsunega Y, Yoneyama T, et al. Overweight as another nutritional risk factor for the long-term survival of non-diabetic hemodialysis patients. Clin Nephrol. 1998; 50: 44-50.
5) Koople JD. Effect of nutrition on morbity and mortality in maintenance dialysis patients. Am J Kidney Dis. 1994; 24: 1002-9.

〈長井美穂　菅野義彦〉

III. 栄養に関連する用語の解説

Question 7　MIA 症候群，MICS，PEW の用語の違いは何ですか？

Answer

1) MIA 症候群は炎症性サイトカイン，MICS は複数の要因が CKD の栄養障害の成立に関与することを示した概念であるが，最近ではあまり用いられない．
2) CKD 患者の栄養障害では，PEW が最も一般的な用語である．
3) PEW の診断基準は日本人向けではなく，経時的な身体計測や食事摂取調査が必要なため，いまだに実臨床では普及していない．

■ 1. 栄養障害に関する用語

CKD の栄養障害については，uremic (renal) cachexia, protein-energy malnutrition, malnutrition-inflammation atherosclerosis (MIA) 症候群, malnutrition-inflammation complex (or cachexia) syndrome (MICS) など，様々な用語が使われていた．しかし，2008 年に国際腎

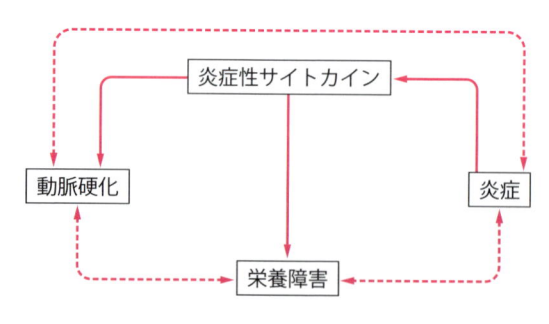

図 1 ■ MIA 症候群の概念図

栄養代謝学会（ISRNM）が用語を整理し，protein-energy wasting（PEW）を統一して用いることを提案した．本稿では，代表的な用語である MIA 症候群，MICS，PEW について解説する．

■ 2. MIA 症候群

2000 年にスウェーデンの Stenvinkel ら[1,2]は末期腎不全患者を対象に，栄養指標，炎症反応，頸動脈硬化病変を調べたところ，頸動脈硬化病変は炎症反応や栄養指標とよく相関していた．そこで，栄養障害と炎症が相乗的に動脈硬化の進展に関与する病態を考え，MIA 症候群という概念を提唱した（図 1）．

しかし，CKD 患者の栄養障害は炎症のみならず，食事摂取不足，異化亢進，代謝性アシドーシス，酸化ストレスなど，複数の要因が関与する．MIA 症候群という用語は"炎症だけが栄養障害を引き起こす"という印象を与えるため，最近はほとんど用いられない．

■ 3. MICS

2001 年に米国の Kalantar-Zadeh と Kopple らは血液透析患者を対象に，MICS という概念を提唱した[3]．MIA 症候群が炎症を病態の中心に据えたのに対し，MICS は透析による栄養素の喪失，内分泌異常，合併症，尿毒症状態，炎症性サイトカインのクリアランスの低下，酸化およびカルボニルストレス，体液量の過剰，透析関連因子など，様々な要因を病態に含めている．さらに，アウトカムも動脈硬化に関連した心血管病だけでなく，赤血球造血刺激製剤（ESA）に抵抗性の腎性貧血，生活の質（QOL），入院，死亡まで含む広い概念である．

しかし，MICS には診断基準がない．主観的包括的栄養評価法（subjective global assessment：SGA）を基にした MIS（malnutrition-inflammation score）が，MICS の診断に有用との報告がある[3]．

■ 4. PEW

PEW は，"体たんぱくとエネルギーの貯蔵量，すなわち体たんぱく量と脂肪量が減少（消耗）した状態"と定義される．栄養摂取の不足または過剰によって起こり，栄養量を適切に摂取すれば改善する malnutrition とは決定的に異なる．PEW では空腹感を感じにくく，安静時エネ

ルギー消費量が増える．そのため，高度の低アルブミン血症を呈しやすい．成立には，非特異的な炎症反応，合併症による一過性の異化亢進，内分泌異常（インスリン／成長ホルモン／IGF-1への抵抗性，グルカゴン上昇，二次性副甲状腺機能亢進症），透析液からの栄養素喪失などが関与する．

PEWの診断基準[4]は前項（III-6）の表1を参照いただきたい．注意点は，1) 低アルブミン血症はPEWの診断に必ずしも必要でない，2) 体格係数（BMI）の基準値は日本人に使えない，3) 筋肉量を計測する場合は訓練した者が行う，4) 悪液質の診断基準と異なり，炎症反応が診断基準に含まれていない，などである．

CKDステージG3〜G5患者を対象に，MISの10項目（SGA 7項目＋BMI＋血清アルブミン＋トランスフェリン，合計30点満点）と栄養指標の関連を調べた報告[5]によると，MISは筋肉量やたんぱく質摂取量とよく逆相関したことより，MIS>8がPEWの評価に有用としている．

おわりに

現在，PEWが最も普及している用語である．しかし，PEWの診断基準は日本人向けではなく，経時的な身体計測や食事摂取調査も必要なため，実臨床で実践することは難しい．今後，日本人向けのPEWの診断基準と簡便な評価法が作成されることを望みたい．

■ 文献

1) Stenvinkel P, Heimbürger O, Lindholm B, et al. Are there two types of malnutrition in chronic renal failure? Evidence for relationship between malnutrition, inflammation and atherosclerosis (MIA syndrome). Nephrol Dial Transplant. 2000; 15: 953-60.
2) Stenvinkel P, Heimubürger O, Paultre F, et al. Strong association between malnutrition, inflammation, and atherosclerosis in chronic renal failure. Kidney Int. 1999; 55: 1899-911.
3) Kalantar-Zadeh K, Ikizler TA, Block G, et al. Malnutrition-inflammation com-

plex syndrome in dialysis patients: causes and consequences. Am J Kidney Dis. 2003; 42: 864-81.
4) Fouque D, Kalantar-Zadeh K, Kopple J, et al. A proposed nomenclature and diagnostic criteria for protein-energy wasting in acute and chronic kidney disease. Kidney Int. 2008; 73: 391-8.
5) Amparo FC, Kamimura MA, Molnar MZ, et al. Diagnostic validation and prognositic significance of the Malnutrition-Inflammation Score in nondialyzed chronic kidney disease. Nephrol Dial Transplant. 2015; 30: 812-28.

〈加藤明彦〉

III. 栄養に関連する用語の解説

Question 8　悪液質とはどんな病態ですか？その診断法とCKD患者における現状を教えてください

Answer

1) 悪液質は慢性消耗性疾患に合併して認められる症候群であり，持続的な体重減少，骨格筋の減少を特徴とする．
2) 悪液質の診断のためには，12カ月で5％以上の体重減少が必須であり，さらに5項目（筋力低下，疲労感，食思不振，除脂肪量指数低下，生化学的異常）のうち3項目以上を満たす必要がある．
3) 悪液質はCKDの患者で多くみられ，サルコペニアの進行を通じて予後を悪化させるため，栄養療法，運動療法などにより早期からの介入が必要とされている．

1. 悪液質の病態

悪液質は，がん，慢性心不全，慢性腎不全，慢性閉塞性肺疾患，自己免疫疾患など多くの慢性消耗性疾患に合併して認められ，持続的な体重減少，骨格筋の減少を特徴とする症候群である．悪液質の病態を図1に示す．炎症をはじめ，インスリン抵抗性や食思不振などの慢性疾患に伴う様々な要因が関連している．単純な低栄養の状況でも体重減少は認められるが，悪液質とは違い，この場合は体脂肪が優先的に失われるため筋肉量は比較的保たれ，また食欲は亢進していることが多い[1]．

CKDに伴う栄養障害は protein-energy wasting（PEW）とよぶように国際腎栄養代謝学会から提唱されている[2]．PEWも悪液質と同様に慢性炎症や，貧血，インスリン抵抗性，ビタミンD欠乏による食欲の低下，エネルギー消費の増大，たんぱく貯蔵量の低下などの消耗性の病態に着目した概念であり[3]，悪液質と共通する病像をもつ（図2）．

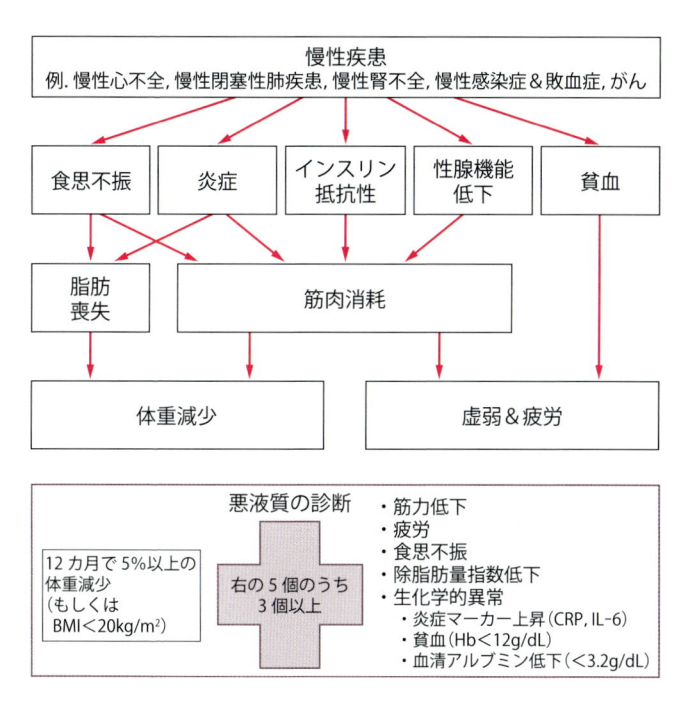

図1 ■ 悪液質の病態，診断（Evans WJ, et al. Clin Neutr. 2008; 27: 793-9[4])）

■ 2. 悪液質の診断基準

　悪液質と診断するには，基礎に慢性消耗性疾患のある状況で，図1のような基準を満たす必要がある．悪液質と診断されれば治療が必要であるが，進行した悪液質では治療に対する反応性が乏しく[5]，早期の介入が重要である．悪液質の病態をより早期に発見するために，前悪液質（pre-cachexia）という概念が提唱されている．前悪液質の診断基準として，①基礎に慢性疾患があり，②最近6カ月で5％以内の意図しない体重減少，③慢性もしくは反復性の全身性炎症反応，④食思不振やそれに関連した症状があることがあげられている[5]．

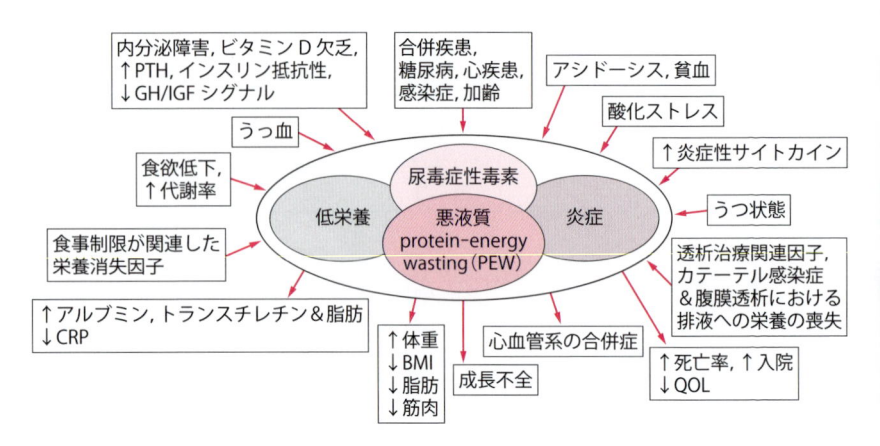

図2 ■ PEWの病因（柴垣有吾. 腎疾患患者の栄養管理. In: 大村健二, 他編. 治療が劇的にうまくいく！高齢者の栄養　はじめの一歩. 東京; 羊土社; 2013. p.73-81）[3]
PTH：parathyroid hormone（副甲状腺ホルモン）
GH/IGF：growth hormone/insulin like growth factor（成長ホルモン/インスリン様成長因子）

■ 3. 悪液質の診断基準をCKD患者に当てはめる上での注意点

CKD/末期腎不全の症例では，体液過多を呈するものも多く，体重の変動を悪液質の診断に当てはめる際に，これを補正して評価する必要がある[4]．

また，悪液質の徴候が急激に進行する場合は，腎不全以外に，悪性腫瘍や慢性感染症などが合併していないか注意する必要がある．

進行した悪液質患者における低栄養状態の改善が困難な現状では，前悪液質の段階で栄養療法を開始し，回避可能な要因による栄養不足を最小限にして，栄養状態の悪化をできるだけ遅らせる必要がある[6]．十分なエネルギー摂取量確保が不可欠であり，良質なたんぱく質・アミノ酸（ロイシンなどの必須アミノ酸），ビタミンDなどの摂取が重要である[7]．CKDに対してたんぱく制限を積極的に行っている症例では，さらにたんぱく異化を助長するリスクが高いため，悪液質の状況では制限の解除

を検討するべきである．また，PEWや低アルブミン血症を呈する血液透析患者において，透析中の経口栄養サプリメントの使用により，血清アルブミン値，プレアルブミン値が改善したとの報告があり，考慮してもよい[1]．悪液質のような消耗性の病態の治療としては，栄養療法単独では不十分であり，腎不全における慢性炎症や筋異化亢進に寄与する因子の抑制も同時に行わなければならない．実際に透析患者における透析量の増加や代謝性アシドーシスの積極的是正が筋肉量や栄養状態の改善に寄与することが示されている[3]．悪液質で臨床的に最も重要なのは筋肉量の減少であり，筋力や呼吸機能，身体機能，生活の質に悪影響を与える[5]．筋肉量は一度低下すると改善が非常に困難になるので，できるだけ筋肉量を落とさないような対策が必要である．筋たんぱく合成の最大の刺激因子は運動であり[7]，悪液質では3～4METs程度の負荷でレジスタンストレーニングと持久性トレーニングを行うことが勧められている[8]．レジスタンストレーニングと栄養療法を同期させることによってたんぱく同化作用がさらに増進される可能性があり，運動療法・栄養療法の併用も重要である[3]．

おわりに

悪液質とCKDとの関連を中心に述べた．悪液質の治療として確立したものはまだないが，少なくとも栄養療法単独での改善は困難であり，また進行してからの介入では効果が乏しいため，前悪液質の段階から筋力低下，栄養障害を最小限にするように栄養療法，運動療法の併用を含めた対策を立てる必要がある．

■ 文献

1) Mak RH, Ikizler AT, Kovesdy CP, et al. Wasting in chronic kidney disease. J Cachexia Sarcopenia Muscle. 2011; 2: 9-25.
2) 加藤明彦. 慢性腎臓病におけるサルコペニアとフレイル. 腎と透析. 2015; 78: 815-20.
3) 柴垣有吾. 腎疾患者の栄養管理. In: 大村健二, 葛谷雅文, 編. 治療が劇的にうまくいく！高齢者の栄養 はじめの一歩. 東京: 羊土社; 2013. p.73-81.

4) Evans WJ, Morley JE, Argiles J, et al. Cachexia: A new definition. Clin Nutr. 2008; 27: 793-9.
5) Muscaritoli M, Anker SD, Argiles J, et al. Consensus definition of sarcopenia, cachexia and pre-cachexia: Joint document elaborated by Special Interest Groups（SIG）"cachexia-anorexia in chronic wasting diseases". Clin Nutr. 2010; 29: 154-9.
6) 森　直治, 東口高志, 伊藤彰博. Cachexia のステージと栄養療法. 栄養―評価と治療. 2013; 30: 277-9.
7) 上月正博. 高齢のCKD患者において, サルコペニア・フレイル・protein-energy wasting（PEW）対策をどうとるか. 内科. 2015; 116: 941-5.
8) 若林秀隆. サルコペニアに対する運動療法の実際. 日本医事新報. 2013; 4677: 32-6.

〈内藤善隆　安田日出夫〉

IV. 栄養に関連した病態の評価

Question 1
嚥下機能はどうやって評価すればよいですか？
CKD患者では嚥下機能と栄養状態は関連しますか？

Answer
1) 嚥下機能評価には水飲みテストなどのスクリーニング法，嚥下造影や嚥下内視鏡といった画像評価があり，段階的に評価を進めていく必要がある．
2) 嚥下障害患者は，慢性的に低栄養となる危険性が高い．低栄養が患者の全身状態を悪化させ，さらなる嚥下機能の低下を引き起こす．
3) CKD患者では，腎不全に伴う低栄養による嚥下障害のリスクが高い．また，脳卒中などの合併症による嚥下障害をきたすリスクが増加する．

■ 1. 嚥下機能の評価法

食事中のむせや，喀痰の増加，食欲不振，体重減少などの臨床症状から嚥下障害を疑った場合，反復唾液嚥下テスト[1]，改訂水飲みテスト[2]，食物テスト[2]などのスクリーニング検査が行われる．スクリーニング検査の代表的なものを表1に示す．

スクリーニング検査上問題があった場合，嚥下造影（videofluoroscopic examination of swallowing：VF）や嚥下内視鏡（videofluoroscopic examination of swallowing：VE）といった画像評価が行われる．嚥下造影ではゼラチンゼリー，トロミ水などの模擬食品を用い，口腔，咽頭，食道における組織の動き・構造および食塊の動きを観察する．誤嚥を認める場合は，体幹角度や頸部の回旋，食形態，一口量の検討を行う．また，咽頭残留を認める場合には交互嚥下や複数回嚥下を行う．代替栄養

表 1 ■ 主な嚥下検査（スクリーニングテスト，モニター）

名称	方法	判定	意義
反復唾液嚥下テスト[1-3]	口腔内を湿らせた後に，空嚥下を30秒間繰り返す	30秒で2回以下が異常	随意的な嚥下の繰り返し能力をみる．誤嚥との相関あり．安全なスクリーニングテスト
水飲みテスト	30mLの水を嚥下．2, 3mLを様子をみて，安全を確認してから30mLを施行	5秒以内にむせずに飲めれば正常．それ以外は嚥下障害疑いか異常．動作全体を観察	口への取り込み，送り込み，誤嚥の有無など，スクリーニングテストとして用いられている
改訂水飲みテスト[4] (modified water swallow test: MWST)	冷水3mLを嚥下させる	判定不能：口から出す，無反応 1a：嚥下なし，むせなし，湿性嗄声 or 呼吸変化あり b：嚥下なし，むせあり 2：嚥下あり，呼吸変化あり 3a：嚥下あり，むせなし，湿性嗄声あり b：嚥下あり，むせあり 4：嚥下あり，むせなし，呼吸・湿性嗄声なし 5：4に加えて追加嚥下運動が30秒以内に2回可能	30mLの水飲みテストでは誤嚥が多く危険と判断される症例があることから開発された
食物テスト[4]	ティースプーン1杯（3〜4g）のプリンを摂食．空嚥下の追加を指示，30秒観察する ※別の方法としてプリン1カップを［何も，何回］で食べるかプロセスを測定する方法がある．これは，摂食の能力テストとして利用できる．判定は右頁とは全く異なるので留意すること．	判定不能：口から出す，無反応 1a：嚥下なし，むせなし，湿性嗄声 or 呼吸変化あり b：嚥下なし，むせあり 2：嚥下あり，呼吸変化あり 3a：嚥下あり，むせなし，湿性嗄声あり b：嚥下あり，むせあり c：嚥下あり，むせなし，湿性嗄声なし，呼吸変化なし，口腔内残留あり 4：嚥下あり，むせなし，湿性嗄声なし，口腔内残留あり，追加嚥下で残留消失 5：嚥下あり，むせなし，嗄声・呼吸変化なし，口腔内残留なし	水飲みテストに対して嚥下しやすいプリンを用いたテストである．改訂水飲みテストとともに開発された
パルスオキシメータ	摂食場面でのモニターとして使用する	90％以下 or 初期値より1分間の平均で3％低下で摂食中止	誤嚥の有無など 90％はほぼ動脈血酸素分圧60mmHg
頸部聴診	①通常の聴診 ②マイク，加速度ピックアップメータなどで記録，音響特性分析	①嚥下前後の呼吸変化，嚥下音の延長 ②方法により異なる，未確定	①誤嚥，咽頭残留疑い ②誤嚥，咽頭残留，咽頭解析

（次頁に続く）

表1 ■ つづき

名称	方法	判定	意義
嚥下誘発テスト(嚥下反射テスト)	鼻腔から細い(8Fr以下)のチューブで中咽頭に水を少量注入し,嚥下反射が起こるまでの時間を測定する	常温蒸留水0.4 mL注入で嚥下反射までの平均潜時1.7±0.7秒,3秒以上で異常(注入量,温度など条件によって変化)	咽頭の感覚入力・運動出力や口腔機能のバイアスを取り除いてみる.臨床では夜間の不顕性誤嚥による肺炎の発生を予測する目的で施行.誤嚥性肺炎群では有意に延長する
咽頭二重造影[5]	硫酸バリウム(140〜160%)を一口(15〜20 mL)嚥下させたあと3回空嚥下をして,息をこらえて(バルサルバ法)咽頭の正面像を撮影	A': バリウムが壁に連続的に付着して構造がよくわかる A: バリウムが壁に連続的付着を認める B: 不連続的付着を認める C: きれいに嚥下されて残らない A', A, Bとかが異常とされる	咽頭残留をみるのに大変便利な検査.咽頭と食道を同時に撮影し,食道の残留も同じ判定基準で判断できる
嚥下前・後X線撮影[4]	50%バリウム液を嚥下し,前後で単純X線撮影を行い,誤嚥残留をみる	座位にて単純側面X線写真を撮影.50%バリウム液4 mLを嚥下後に撮影して比較する.誤嚥しても10秒以内に咳がない場合を不顕性誤嚥と判定する	簡便に誤嚥や残留の有無判定が可能.口腔,咽頭,食道上部を撮影範囲に入れると広い病態が把握できる
着色水テスト(blue dye test)	気切患者で,口腔にメチレンブルーやトレパンブルーなどの色素を入れて気切孔からの流出をみる.胃に注入して逆流をみる方法もある	2,3分以内に気切孔から色素が出れば異常	誤嚥を簡便に検出.

0.4 mLは順天堂大学方式の方法[6].東北大学方式は1 mLを入し,誤嚥性肺炎患者では5秒以上の潜時があるという[7].
(聖隷三方原病院嚥下チーム.嚥下障害ポケットマニュアル.3版.東京:医歯薬出版,2011.p.44-5)[8]

法が必要な場合は，OE 法（間欠的口腔食道経管栄養法：intermittent oro-esophageal tube feeding）などを実施し，カテーテルの長さや胃食道逆流の有無を確認する．

■ 2. 嚥下機能と栄養状態の関連

　嚥下障害患者は，経口摂取が困難であり摂取エネルギー量が消費エネルギー量を下回る飢餓による慢性的な低栄養に陥りやすい．さらに，誤嚥性肺炎を発症することで侵襲や発熱，呼吸数増加によるエネルギー消費量が増加する．また，IL-6 や TNF-α などの炎症性サイトカインの血中濃度が上昇することで食欲低下をきたす[6]．加えて，絶食，不十分な経静脈栄養などの医原性のエネルギー摂取量の低下をきたす可能性もある．エネルギー，たんぱく質摂取の低下や血中 IL-6 の上昇はたんぱく質異化を亢進し，筋たんぱくから分枝鎖アミノ酸が血中に放出されエネルギーとして利用される．炎症による活動性の低下もあり，全身の筋力低下・筋萎縮といったサルコペニアが進行する．嚥下において頸部筋群の筋力は重要な要素であり，頸部筋群の筋力低下により嚥下障害が増悪する．図 1 に示すように，嚥下機能と栄養状態は深く関連し，どちらか一方が障害されると悪循環に陥る可能性があるため注意が必要である．

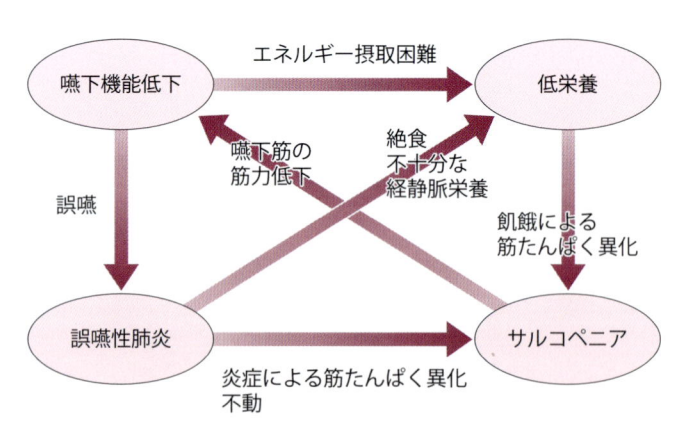

図 1 ■ 嚥下機能低下と低栄養の悪循環

■ 3. CKD 患者の嚥下機能低下

　CKD 患者では低栄養をきたしやすい．特に透析患者においては尿毒素の蓄積，レプチン，炎症性サイトカインなど食欲抑制作用をもつ物質の血中濃度の上昇，水分，カリウム，塩分などの摂取制限により栄養摂取量が減少しやすい．また，腎不全に伴う代謝性アシドーシスは，筋たんぱく異化を促進するとともに，たんぱく合成を阻害する[7]．尿毒症に伴うインスリン抵抗性も筋たんぱく異化を促進する[8]．透析患者では免疫機能が低下しており，感染などによる炎症で低栄養を生じるリスクも高い．低栄養，特に筋たんぱくの低下はサルコペニアによる嚥下筋の筋力低下を引き起こし嚥下機能障害をきたす．

　また，CKD は心血管疾患のリスクが高いため，脳卒中を発症する可能性が高まる．脳卒中では意識障害，口腔機能低下，嚥下筋の麻痺，咽頭感覚低下などの様々な要因で嚥下機能障害が生じるので，嚥下機能障害の最大の原因となっている．

■ 文献

1) 小口和代,才藤栄一,水野雅康,他. 機能的嚥下障害スクリーニングテスト「反復唾液のみテスト」(the Repetitive Saliva Swallowing Test: RSST) の検討 (1) 正常値の検討. リハビリテーション医学. 2000; 37: 375-82.
2) 小口和代,才藤栄一,水野雅康,他. 機能的嚥下障害スクリーニングテスト「反復嚥下のみテスト」(the Repetitive Saliva Swallowing Test: RSST) の検討 (2) 妥当性の検討. リハビリテーション医学. 2000; 37: 383-8.
3) 鄭　漢忠,高　律子,上野尚雄,他. 反復唾液嚥下テストは施設入所者の摂食・嚥下障害をスクリーニングできるか？ 摂食・嚥下リハ学会誌. 1999; 3: 29-33.
4) 才藤栄一. 平成13年度厚生科学研究補助金（長寿科学研究事業）．「摂食・嚥下障害の治療・対応に関する統合的研究」総括研究報告書. 2002. p.1-17.
5) 稲木匠子, 他. 咽頭二重造影法の検討. 耳鼻. 1988; 34: 114-6.
6) 寺本信嗣,松瀬　健,松井弘稔,他. 嚥下スクリーニングとしての簡易嚥下誘発試験の有用性. 日呼吸会誌. 1999; 37: 466-70.
7) Nakajoh K, Nakagawa T, Sekizawa K, et al. Relation between incidence of pneumonia and protective reflexes in post stroke patients with oral or tube feeding. J Intern Med. 2000; 247: 39-42.
8) 聖隷三方原病院嚥下チーム. スクリーニングテスト, 検査, モニター. In: 藤島

一郎, 編. 嚥下障害ポケットマニュアル. 3版. 東京: 医歯薬出版; 2011. p.44-5.
9) Kalantar-Zadeh K, Block G, McAllister CJ, et al. Appetite and inflammation, nutrition, anemia, and clinical outcome in hemodialysis patients. Am J Clin Nutr. 2004; 80: 299-307.
10) Chiu YW, Kopple JD, Mehrotra R. Correction of metabolic acidosis to ameliorate wasting in chronic kidney disease: goals and strategies. Semin Nephrol. 2009; 29: 67-74.
11) 熊谷裕通. 腎不全・透析患者の栄養障害とアセスメント. 臨床栄養. 2009; 115: 429-32.

〈蓮井 誠　美津島 隆〉

IV. 栄養に関連した病態の評価

Question 2
どうやってうつ病を診断すればよいですか？
CKD 患者ではうつ病と栄養状態は関連しますか？

Answer
1) うつ病を発見する手がかりになる症状は，不眠，「身体疾患によって説明されない身体症状」などである．このような症状がみられたら，患者に抑うつ気分について質問する．
2) うつ病の診断は，DSM-5 などの診断基準によって行われる．
3) 「不良な栄養状態」は CKD 患者のうつ病の原因の 1 つになり得る．また，うつ病を併発した維持透析患者は生命的予後が不良になるが，不良な栄養状態はこの理由の 1 つとも想定されている．

■ 1. うつ病を発見する手がかりになる症状

うつ病を発見する手がかりになる症状は，①不眠，②「身体疾患によって説明されない身体症状（medically unexplained physical symptoms）」（いわゆる自律神経失調症状，筋緊張症状，CKD によると考えられない倦怠感など），さらに，③言動や表情に生気がない，④それまで守られていた治療アドヒアランスが急に悪化するなどである．

このような症状がみられたら，率直に患者の気分の状態を質問することがよい．たとえば，「気持ちのつらさはどうか？」などと尋ねる．その患者がうつ病であれば，自分から抑うつ気分などを述べないとしても，質問されれば心理的症状を肯定し，さらに詳しく述べることが多い．

■ 2. うつ病を診断する方法

患者が抑うつ気分を肯定したときには，診断基準を用いてうつ病の有無を診断する．代表的な診断基準は，アメリカ精神医学会が作成した

DSM（the Diagnostic and Statistical Manual of Mental Disorders）である．DSMは1994年の第4版（DSM-IV）から2013年に第5版（DSM-5）に改訂され，2014年に日本語版も出版された．DSM-5の「抑うつ障害群（depressive disorders）」にはいくつかの亜型があるが，実際にはその中で抑うつ症状が揃い臨床的に重要な「大うつ病性障害（major depressive disorder)」を診断すればよいであろう．表1に，DSM-5の診断基準の概略を示した（DSM-IVと大きな違いはない）．なお，DSM-IVやDSM-5の診断基準には原因に関する判断が含まれていない．すなわち，この診断は正確には症候群診断であり，「大うつ病の基準を満たすうつ状態」という意味になる．

■ 3. CKD患者におけるうつ病と栄養状態の関係

この問題に関する詳しい研究はまだ少ない．維持透析患者における「不良な栄養状態」はうつ病の原因の1つであると思われる．系統的レビュー[1]には，維持透析患者のうつ病の危険因子があげられている．このなかに，①若年，②女性，③白人，④単身生活とソーシャルサポートの不足，⑤うつ病の既往歴，⑥CKDや透析に関する情報の不足，⑦不十分な透析，⑧CKD以外の身体疾患の併発などとともに，⑨不良な栄養状態が含まれている．しかし，この不良な栄養状態を主要な対象にし

表1 ■「大うつ病性障害」の診断基準（DSM-5，一部省略）

①ほとんど1日中，ほとんど毎日の抑うつ気分
②ほとんど1日中，ほとんど毎日の興味や喜びの喪失（ほとんどすべてに興味がない）
③ほとんど毎日の食欲低下，体重減少
④ほとんど毎日の不眠
⑤ほとんど毎日の精神運動制止（外からみて元気がない）または焦燥（外からみて落ち着かない）
⑥ほとんど毎日の疲労感，気力の減退
⑦ほとんど毎日の無価値感，罪責感
⑧ほとんど毎日の思考力・集中力の減退，決断困難
⑨自殺念慮，自殺企図

以上のうち，①または②を含む5つ以上の症状が2週間以上持続し，患者に強い苦痛を与えるか生活を妨げ，これが身体疾患や薬の副作用ではないときに，大うつ病性障害と診断する．

た精密な方法による研究はまだ行われていない．

　CKD患者におけるうつ病と栄養状態の関係について，もう1点述べておきたい．最近の重要な所見であるが，維持透析患者がうつ病を併発した場合に生命的予後が不良になることがほぼ確認された[2,3]．この早期の死亡の理由として，うつ病の併発による治療アドヒアランスレベルの低下，サイトカインの増加，セロトニンの減少などとともに，不良な栄養状態が想定されている[4]．しかし，この場合も詳しい所見は得られていない．

■ 文献

1) Hedayati SS, Finkelstein FO. Epidemiology, diagnosis, and management of depression in patients with CKD. Am J Kidney Dis. 2009; 54: 741-52.
2) Palmer SC, Vecchio M, Craig JC, et al. Association between depression and death in people with CKD: a meta-analysis of cohort studies. Am J Kidney Dis. 2013; 62: 493-505.
3) Farrokhi F, Abedi N, Beyene J, et al. Association between depression and mortality in patients receiving long-term dialysis: a systematic review and meta-analysis. Am J Kidney Dis. 2014; 63: 623-35.
4) Halen NV, Cukor D, Constantiner M, et al. Depression and mortality in end-stage renal disease. Curr Psychiatry Rep. 2012; 14: 36-44.

〈堀川直史〉

IV. 栄養に関連した病態の評価

Question 3　認知機能障害はどう評価するのがよいですか？ CKD 患者では認知機能と栄養状態は関連しますか？

Answer

1) Mini-Mental State Examination（MMSE）が推奨されるが，複数のテストを組み合わせた評価バッテリーを用いることがのぞましい．
2) 血液透析患者においては低栄養状態と認知機能低下は関連する．
3) CKD 患者の認知機能低下予防には脳血管疾患危険因子の管理が重要であり，運動療法も有用である．

■ 1. CKD と認知機能障害

CKD は認知機能低下の独立した危険因子であり，eGFR が 15mL/min/1.73m² 低下するごとに認知機能の低下は＋3 歳の加齢に相当する程度に進行しやすくなることが縦断的研究の結果より示されている[1]．血液透析患者では認知機能低下がさらに顕著となり，55 歳以上の血液透析患者の 70％が軽度認知障害（mild cognitive impairment：MCI）または認知症を有すると見積もられる[2]．認知症の原因疾患として，一般人口においては Alzheimer 病が約半数を占めるのに対し，CKD 患者では脳血管性認知症の割合が高いことが特徴であり，高ホモシステイン血症，過凝固状態，慢性炎症，酸化ストレスなどの CKD に特有な心血管危険因子による無症候性脳血管疾患が発症に関連する．また，透析患者の認知症発症危険因子のうち，脳血管疾患の既往のオッズ比は 2.85 と大きい[3]．

■ 2. CKD における認知機能の評価方法

認知機能を評価するための神経心理検査は，認知症診断のスクリーニ

ングや重症度・治療効果の判定のために不可欠である．国際的に広く用いられている認知症スクリーニング検査はMini-Mental State Examination（MMSE）であり，複数の認知機能領域について簡便に評価することが可能であること，感度・特異度が高いことからエビデンスが蓄積されており，最も推奨される評価法といえる．CKDにおいても認知機能に関する多くの疫学調査や介入研究において，MMSEが認知機能の評価方法として採用されている．MMSEは日本語版の入手が可能であり，一般に30点満点中23点以下で認知症の疑いと診断される．しかし，CKDでは脳血管疾患をベースとした前頭葉機能低下を反映して遂行機能，すなわち情報を処理し，段取りよく行動に移すといったように，単なる記銘力や計算力でははかれない認知機能領域に障害を認めるケースが多い．したがって，トレイルメイキングテスト（図1）やスト

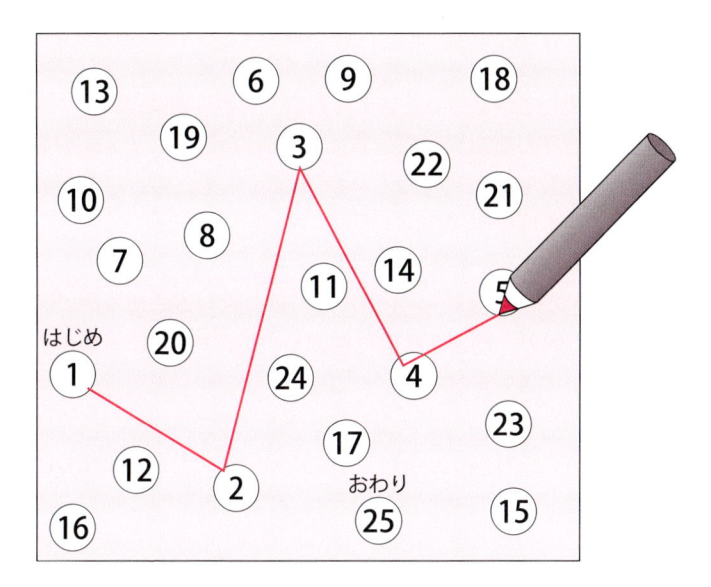

図1 ■ トレイルメイキングテスト
用紙にランダムに配置された1から25までの数字を，1から順にできるだけ速やかに鉛筆でむすび，所要時間を計測する．

ループテストなどを用いて，遂行機能障害の程度を併せて評価することがのぞましい．

血液透析患者は，透析治療中の血圧変動や大量の体液除去といった循環動態の変化に伴って起こる急性の認知機能低下をきたしやすい．1回の透析サイクルのうち，透析直前か翌日の認知機能が最も優れ，透析中や直後1時間以内は逆に低下することが報告されており[4]，透析患者においては認知機能の評価のタイミングも考慮する必要がある．

■ 3. 栄養状態の認知機能への影響

CKDにおける栄養状態と認知機能との関係について検討された研究はほとんどないが，これまでに2つの研究が，血液透析患者の認知機能低下に低体重や低アルブミン血症が関連するという結果を報告している[3,5]．いずれも横断的検討であり，因果関係について明らかにすることはできない．しかし，低栄養状態が認知機能の低下を進めるというよりは，むしろ認知症の存在が摂食や服薬管理を含めた栄養状態の維持に支障をきたしているか，炎症など低栄養と認知機能低下をリンクする病態の存在を示唆しているものと考えられる．一方，過栄養に伴う内臓脂肪型肥満，高血圧や脂質異常症，特に糖尿病の悪化は，CKD患者においても脳血管性認知症だけでなくAlzheimer病を含めた認知症罹患リスクを増大させる可能性が高い．

■ 4. 認知機能の低下を予防するには

CKD患者の認知機能低下を予防するための管理方法について図2に示す．上述のとおり，脳血管疾患危険因子の是正がCKD患者の認知機能の維持において最も重要であり，血液透析患者では透析治療による血圧変動を最小限に抑えるため，長時間・頻回透析がのぞましい．また，これまでに健常人を対象としたいくつかの研究により運動療法の認知症発症予防効果が示されてきた[6]．CKD患者の認知機能に対する運動介入効果については今後の研究成績が待たれるが，運動が脳血流改善[7]や血管新生[8]をもたらし，神経栄養因子を増加させる[9]ことが明らかにされており，CKD患者においても運動習慣や身体活動度の増加が認知機能の維持・改善をもたらすことが期待できる．

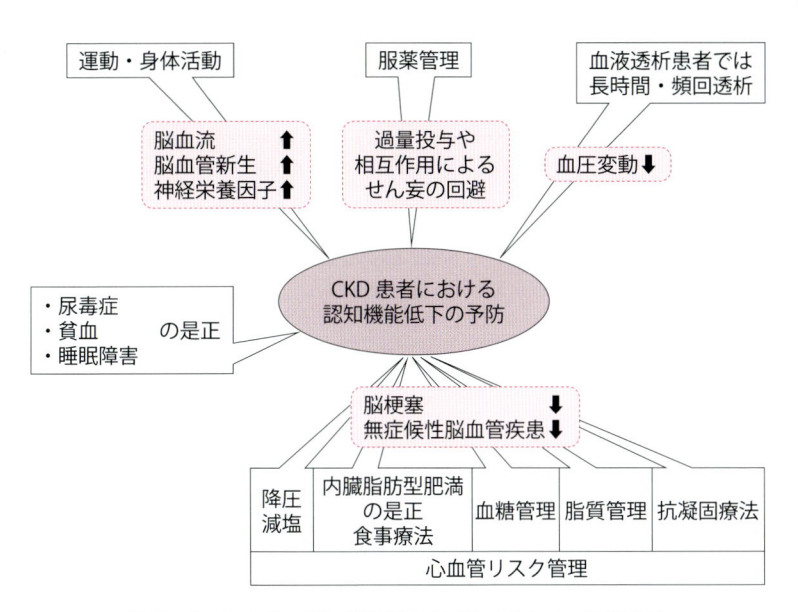

図2 ■ CKD患者の認知機能低下を予防するための管理方法

■ 文献

1) Buchman AS, Tanne D, Boyle PA, et al. Kidney function is associated with the rate of cognitive decline in the elderly. Neurology. 2009; 73: 920-7.
2) Elias MF, Dore GA, Davey A. Kidney disease and cognitive function. Contrib Nephrol. 2013; 179: 42-57.
3) Kurella M, Mapes DL, Port FK, et al. Correlates and outcomes of dementia among dialysis patients: the Dialysis Outcomes and Practice Patterns Study. Nephrol Dial Transplant. 2006; 21: 2543-8.
4) Murray AM. Cognitive impairment in the aging dialysis and chronic kidney disease populations: an occult burden. Adv Chronic Kidney Dis. 2008; 15: 123-32.
5) Huang YC, Kuo YW, Lee TH, et al. Hypoalbuminemia and not hyperhomocysteinemia as a risk factor for dementia in hemodialysis patients. J Ren Nutr. 2008; 18: 347-54.
6) Carvalho A, Rea IM, Parimon T, et al. Physical activity and cognitive function in individuals over 60 years of age: a systematic review. Clin Interv Aging.

2014; 9: 661-82.
7) Ruitenberg A, den Heijer T, Bakker SL, et al. Cerebral hypoperfusion and clinical onset of dementia: the Rotterdam Study. Ann Neurol. 2005; 57: 789-94.
8) Rhyu IJ, Bytheway JA, Kohler SJ, et al. Effects of aerobic exercise training on cognitive function and cortical vascularity in monkeys. Neuroscience. 2010; 167: 1239-48.
9) Schmolesky MT, Webb DL, Hansen RA. The effects of aerobic exercise intensity and duration on levels of brain-derived neurotrophic factor in healthy men. J Sports Sci Med. 2013; 12: 502-11.

〈横山久代〉

IV. 栄養に関連した病態の評価

Question 4　CKD患者ではどうやって疲労を評価すればよいですか？また疲労と栄養状態は関連しますか？

Answer

1) CKD患者の疲労を評価するうえで，まだ確立した方法はない．我々が考案した問診票や，QOL問診票の活動度など，いくつかの質問票が使用可能である．まだ研究的だが，客観的な方法としては，簡易ジャイロスコープ平衡法をもちいた活動度の評価，自律神経機能の評価，唾液中のヘルペスウイルスDNA量の評価などが試みられている．
2) 血中クレアチニン上昇，低アルブミン血症，慢性炎症，高リン血症などの栄養状態と疲労の関連が推測されている．
3) CKD患者の疲労度はフレイルなど患者のQOLに深く影響するだけでなく，心血管疾患の発症など患者の予後に関与する可能性がある．

1. 疲労の評価法

疲労は末期腎不全患者に頻繁に認められる症状の1つで，患者のQOLに深く影響する．疲労を検出または定量化する確立した方法はまだない．疲労を評価するうえで，いくつかの簡便な方法が用いられてきている．一般的にQOLを評価する目的で使用されるSF-36は，活力スコアとして最も広く用いられており，末期腎不全患者の活力は，その他のQOLスコアと同様，国民基準値より著明に低下している[1]．しかしながら，活力の低下は消耗状態を検出できるものの，虚弱感，動機低下，集中力低下など疲労の他の側面を十分に検出できるとはいえない．

我々の研究グループは，疲労を構成する8つの因子，①疲労感，②不安と抑うつ，③注意力・記銘力低下，④痛み，⑤過労感，⑥自律神経

1. 足もとがふらつく	21. ゆううつな気分になる	41. 頭痛, 頭重感がある
2. 不安で落ち着かない気分になる	22. 筋肉痛がある	42. 胃腸の調子が悪い
3. 腰が痛い	23. このごろ腕がだるい	43. 最近の疲れ方は異常だと思う
4. 居眠りが多い	24. ゆっくり休む時間がない	44. 夜遅くまで仕事や用事がある
5. 微熱がある	25. 声がかすれる	45. ぼーっとすることがある
6. 思考力が低下している	26. 物事に熱心になれない	46. 肩がこりやすい
7. 足がだるい	27. なにをやっても楽しくない	47. うっかりミスが多い
8. 息苦しい	28. 自分の体調に不安がある	48. 胸が悪くなったり吐き気がする
9. 横になりたいぐらい疲れる	29. 働く意欲がおきない	49. 仕事量が多くて大変である
10. 疲れた感じ, だるい感じがある	30. ちょっとしたことが思い出せない	50. このごろ全身がだるい
11. 人付き合いがおっくうになる	31. このごろ体に力が入らない	51. 一晩寝ても疲れがとれない
12. よく眠れない	32. 多忙で睡眠時間が十分にとれない	52. することに自信が持てない
13. 眼が疲れやすい	33. 死んだほうがましと思うことがある	53. 集中力が低下している
14. ちかごろ元気がない	34. 物を読み書きする気になれない	54. このごろ眠くてしょうがない
15. 少しの運動・作業ですごく疲れる	35. リンパ節が腫れている	55. 毎日の出勤がとてもつらい
16. よく風邪を引くし, なおりにくい	36. 目の前の一部が見えなくなる	56. このところ食欲がない
17. 物忘れがある	37. 仕事をやめたいと思うことがある	57. のどの痛み, 腫れがある
18. このごろ体が重く感じる	38. いらいらしたり, 怒りっぽくなる	58. このごろ背中がだるい
19. まぶたや筋肉がピクピクする	39. まぶしくて目がくらむことがある	59. どうしても寝すぎてしまう
20. 自分がいやでしょうがない	40. 動作が鈍くなっている	60. 持っているものを落としてしまう
		61. 帰宅後も仕事の事が頭から離れない
		62. 関節が痛む
		63. 冷や汗が出ることがある
		64. 手足がふるえる

疲労	痛み
不安・うつ	過労
注意力・記銘力低下	自律神経症状
睡眠障害	感染

図1 ■ **64項目疲労問診票**

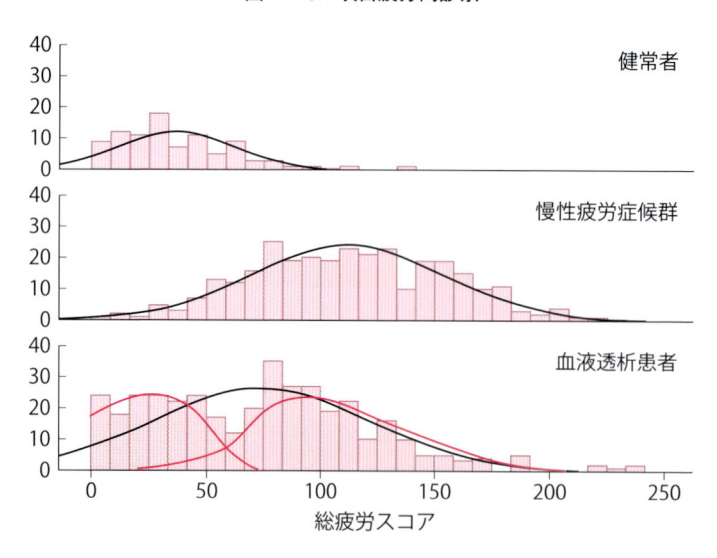

図2 ■ **血液透析患者の疲労度の分布**（小山英則, 他. 医学のあゆみ. 2009; 228: 693-9）[3]
血液透析患者の疲労分布は2峰性を示し, 高疲労群のスコアは慢性疲労症候群に匹敵する.

症状，⑦睡眠障害，⑧感染症状に展開される64項目の問診票を開発し（図1)[2]，1122名の透析患者を対象とした調査を実施した．うちデータ欠損のない322名を対象に透析患者の疲労度の実態を，健常者および長期にわたる疲労を有する慢性疲労症候群患者と比較検討した．図2に示すとおり，透析患者の総疲労得点は2峰性の分布を示し，比較的健常者の分布に近い群と慢性疲労症候群患者の分布に匹敵する高度疲労群に分けられた．また健常者の総疲労得点の平均＋1標準偏差以上の得点を示す患者が59.4％，＋2標準偏差以上の高度疲労患者が38.3％存在した[3]．また，高度疲労を示す145名の透析患者の疲労の特性を因子分析により解析し，298名の慢性疲労症候群患者と比較した結果，透析患者では不安・抑うつ，痛み，過労感，自律神経症状が慢性疲労症候群患者より有意に点数が高く，疲労感と感染症状は慢性疲労症候群で高値，注意力の低下と睡眠障害は同程度であった[3]．ただし，このような問診票による疲労度の評価は1週間から数カ月の全体的な疲労の状況を測定しているため，透析患者のように日単位で疲労の程度が変動する場合，

0	1	2	3	4	5	6	7	8	9
16.5	36.7	15.2	1.7	3.5	4.8	6.5	10.0	4.3	0.7

31.5%

0：倦怠感がなく平常の社会生活ができ，制限を受けることなく行動できる
1：通常の社会生活ができ，労働も可能であるが，疲労感を感じるときがしばしばある
2：通常の社会生活はでき，労働も可能であるが，全身倦怠感のため，しばしば休息が必要である
3：全身倦怠感のため，月に数日は社会生活や労働ができず，自宅にて休息が必要である
4：全身倦怠感のため，週に数日は社会生活や労働ができず，自宅にて休息が必要である
5：通常の社会生活や労働は困難である．軽作業は可能であるが，週のうち数日は自宅にて休息が必要である
6：調子のよい日には軽作業は可能であるが，週のうち50％以上は自宅にて休息している
7：身の回りのことはでき，介助も不要であるが，通常の社会生活や軽労働は不可能である
8：身の回りのある程度のことはできるが，しばしば介助がいり，日中の50％以上は就床している
9：身の回りのこともできず，常に介助がいり，終日就床を必要としている

図3 ■ 末期腎不全患者における疲労関連パフォーマンスステータスの分布

そのような変動を思い起こすことは困難かもしれず，データの解釈には注意が必要かもしれない．我々はまた，疲労に関連したパフォーマンスステータス（PS）を用いた，末期腎不全患者の疲労の評価も試みている（図3）．血液透析患者においては30%以上の患者が，疲労により日常生活に影響を受けていると考えられる．

最近，疲労を客観的に評価するための定量法が考案されてきている．第1に注意・集中力判定法としてのAdvanced Trail Making Test（ATMT）やDual Task Test（DTT），第2にアクティグラフ（簡易ジャイロスコープ平衡）法などを用いた行動評価法，第3に加速度脈波，アクティブトレーサーなどを用いた自律神経機能評価，第4にヘルペスウイルスなどの定量によるバイオマーカー測定などがあげられる．アクティグラフは日中の活動度だけでなく睡眠の質，効率などの定量的評価が可能である（図4）．加速度脈波やアクティブトレーサーは心拍変動

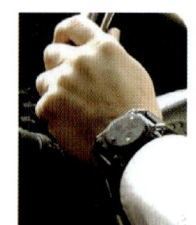

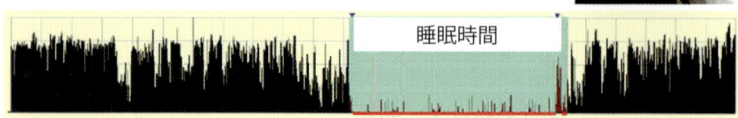

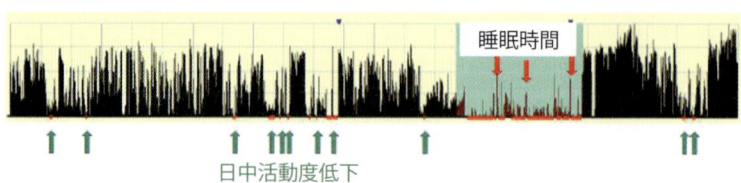

図4 ■ アクティグラフによる睡眠と日中活動度の定量

指尖加速度脈波

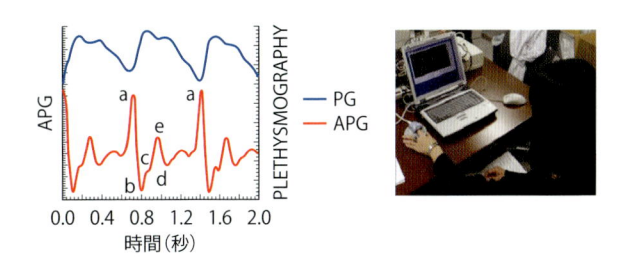

LF/HF： 交感神経・副交感神経のバランス
a-a 感覚変動係数： 心拍変動係数に相当
自律神経活動量を表す

			自律神経活動度（CV a-a）		
			活動活発	活動普通	活動低下
LF/HF	2.0 未満	副交感優勢			
	2.0〜2.9	普通			
	3.0〜3.9	副交感やや抑制			
	4.0 以上	交感優性			

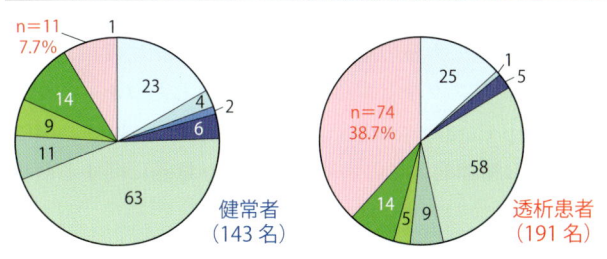

健常者（143名）

透析患者（191名）

			自律神経活動度（CV a-a）		
			活動活発	活動普通	活動低下
LF/HF	2.0 未満	副交感優勢			
	2.0〜2.9	普通			
	3.0〜3.9	副交感やや抑制			
	4.0 以上	交感優性			

（高田らの基準）

図5 ■ 加速度脈波による自律神経機能評価

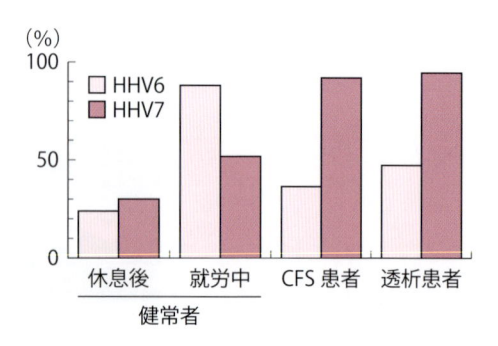

図6 ■ 唾液中のHHV定量による疲労度の評価
唾液中HHV6/7の陽性率

の解析を通じて自律神経機能障害，交感神経活性化などを定量的に評価する方法である（図5）．また身体のストレス・疲労などにより再活性化されるヘルペスウイルス6・7 DNAを唾液中で定量する方法も開発され，臨床応用が期待されている（図6）．我々は血液透析患者に対する栄養補給の有効性に関する多施設二重盲検試験を実施し，適切な栄養補給によりHHV7の再活性化が抑制されることを見出している[4]．これらの客観的疲労マーカーの意義に関する研究は緒に就いたところであり，我々は心血管リスクを有する患者を対象としたコホート研究を開始し（Hyogo Sleep Cardio-Autonomic Atherosclerosis Study：HSCAA研究），疲労などの精神的因子の病態生理学的な意義に関する解析を進めている[5]．

2. 末期腎不全患者の疲労にかかわる因子

透析患者の疲労には多岐にわたる要因が関与する可能性がある．Jhambらは生理学的因子，精神心理・行動因子，社会・人口統計学的因子，透析関連因子4つの項目に分類して疲労の原因を記載している[6]．生理学的因子には貧血，栄養不良，尿毒症，副甲状腺機能亢進症，薬物治療による副作用，炎症，身体的活動障害，その他の合併症などが含まれる．食事・水分摂取制限も関与する可能性がある．社会・人口統計学的因子として年齢，性別，人種，学歴，婚姻状態，就労状態などが透析

表 1 ■ 末期腎不全患者の疲労によるパフォーマンスステータス低下に関連する臨床因子

疲労 PS≧3 と関連する因子
—logistic 回帰分析—

	HR (95% CI)	p
年齢	2.17 (1.81-2.61)	<0.001
性別（女性）	1.59 (1.18-2.14)	0.002
透析期間（長期）	1.00 (0.75-1.33)	0.98
心血管疾患既往あり	2.10 (1.50-2.93)	<0.001
糖尿病あり	2.20 (1.59-3.05)	<0.001
hemoglobin	1.05 (0.91-1.22)	0.47
albumin	0.79 (0.68-0.93)	0.003
creatinine	0.95 (0.93-0.96)	<0.001
C-reactive protein	1.27 (1.01-1.61)	0.042
glucose	1.38 (1.19-1.61)	<0.001

各変数のハザード比（HR）を比較可能とするため，連続する変数は 1SD で除した値で解析した．

患者の疲労にかかわる可能性がある．台湾における検討によると，女性，高齢者，非就労者の透析患者に疲労度が高いことが報告されている．さらに，不安，ストレス，うつ，睡眠障害などの精神心理・行動的因子，透析独自因子として透析後疲労，不十分な透析などがあげられる．最近，炎症性サイトカインの疲労惹起物質としての意義が注目されてきており，これら 4 つの項目の背後に共通に存在し，透析患者の疲労において中心的な役割を果たしている可能性がある．

特に血中クレアチニン上昇，低アルブミン血症，不十分な透析（Kt/V 低下），高リン血症など，低栄養と疲労の関連が推測されている．また血液透析患者は慢性的な炎症状態にあるという考え方があり，炎症性サイトカインを病態の中心にとらえた malnutrition, inflammation and atherosclerosis（MIA）症候群という病態も想定されており[7]，透析患者の疲労に深く関与する可能性がある．前述した疲労パフォーマンスステータス（PS）の解析結果によると，PS≧3 の重度疲労群を規定する臨床因子として，特に低栄養と炎症が関与することが明らかになっている（表 1）．

■ 3. CKD 患者の疲労の病的意義

CKD 患者の疲労度はフレイルなど患者の QOL に深く影響するだけでなく，心血管疾患の発症など患者の予後に関与する可能性がある．我々は末期腎不全血液透析患者 788 名の疲労度を前述した問診票で評価し，中央値 26 カ月追跡し，心血管イベントの発症をエンドポイント

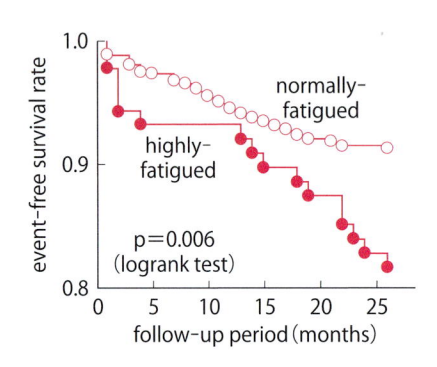

図7 ■ 血液透析患者の疲労度と心血管イベントの関連（Koyama H, et al. Clin J Am Soc Nephrol. 2010; 5: 659-66）[8]
健常者の平均疲労度＋2SD 以上の高度疲労を示す患者は有意に心血管イベント発症リスクが高い．

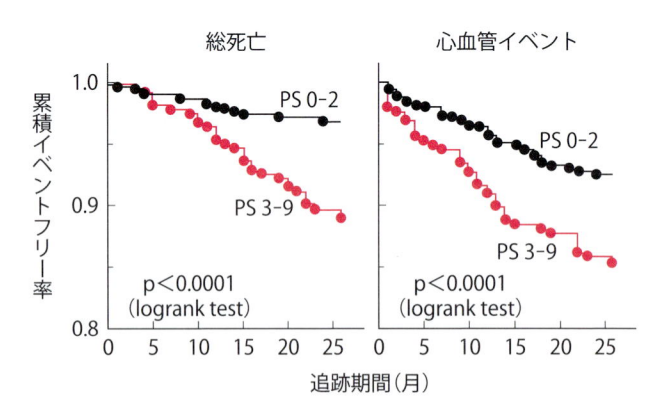

図8 ■ 疲労関連 PS の悪化は総死亡，心血管イベントに関連する

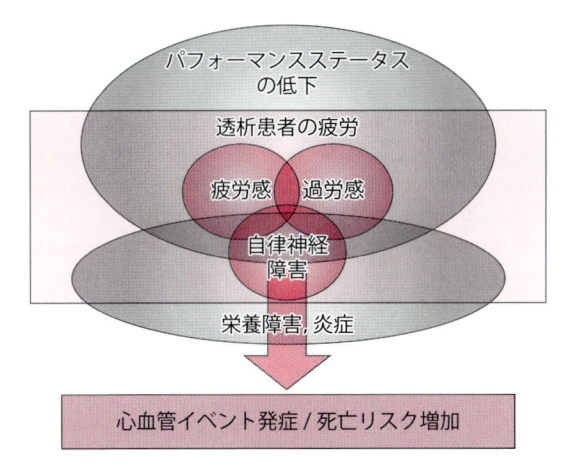

図9■CKD患者の疲労と心血管イベントの関連

したコホート研究を実施した[8]．期間中に15名の致死性，67名の非致死性心血管イベントが観察された．14.7％の患者は，健常者の平均＋2SD以上の高度疲労を示し，これらの患者は有意に心血管イベントの発症リスクが高かった（図7）．同様の解析を疲労PS≧3の患者群で実施したのが図8である．やはり，高疲労群は心血管イベントの上昇と関連している．このようなCKD患者における疲労と心血管イベントの関連には，低栄養状態や慢性炎症が関与する可能性がある（図9）．実際図7に示した高疲労と心血管イベント関連は低アルブミン血症で補正すると消失した．また透析患者の疲労PSの悪化には自律神経機能障害の関与も推測されている[9]．

■ 文献

1) 西沢良記. 1. 健康・良質な長寿と透析患者. 3. 腎不全における代謝異常と良質な長寿―透析患者の慢性疲労研究を踏まえて―. In: 西沢良記, 編. 最新透析医学. 大阪: 医薬ジャーナル社; 2008. p.28-36.
2) Fukuda S, Takashima S, Iwase M, et al. Development and validation of a new fatigue scale for fatigued subjects with and without chronic fatigue syndrome. In: Watanabe Y, et al. editors. Fatigue science for human health. New York:

Springer; 2008. p.89-102.
3) 小山英則, 西澤良記. 透析患者の疲労―その実態, 病態と治療の可能性. 医学のあゆみ. 2009; 228: 693-9.
4) Fukuda S, Koyama H, Kondo K, et al. Effects of nutritional supplementation on fatigue, and autonomic and immune dysfunction in patients with end-stage renal disease: a randomized, double-blind, placebo-controlled, multicenter trial. PLoS One. 2015; 10: e0119578.
5) Kadoya M, Koyama H, Kurajoh M, et al. Sleep, cardiac autonomic function, and carotid atherosclerosis in patients with cardiovascular risks: HSCAA study. Atherosclerosis. 2015; 238: 409-14.
6) Jhamb M, Weisbord SD, Steel JL, et al. Fatigue in patients receiving maintenance dialysis: a review of definitions, measures, and contributing factors. Am J Kidney Dis. 2008; 52: 353-65.
7) Pecoits-Filho R, Lindholm B, Stenvinkel P. The malnutrition, inflammation, and atherosclerosis (MIA) syndrome -- the heart of the matter. Nephrol Dial Transplant. 2002; 17(Suppl 11): 28-31.
8) Koyama H, Fukuda S, Shoji T, et al. Fatigue is a predictor for cardiovascular outcomes in patients undergoing hemodialysis. Clin J Am Soc Nephrol. 2010; 5: 659-66.
9) Fujii H, Koyama H, Fukuda S, et al. Autonomic function is associated with health-related quality of life in patients with end-stage renal disease: a case-control study. J Ren Nutr. 2013; 23: 340-7.

〈小山英則〉

IV. 栄養に関連した病態の評価

Question 5　CKD患者（透析患者）において，栄養状態は独居や収入などの社会的な側面と関連しますか？

Answer
1) 高齢化した透析患者の生活環境は約20％が入院か施設入所であり，自宅生活の12.7％は独居であった．
2) 透析患者の経済的背景は世帯収入が300万円以下の世帯が40％もあり増していた．
3) 栄養状態をGNRIで評価すると，1年後の生存率は70未満は0％であり，GNRIが生命予後の予測に有用であった．
4) 生活環境および経済的背景からみた栄養状態では，経済的背景より介護が必要な患者の栄養状態が悪いと考えられた．

■ 1. 透析患者の生活環境

最近の高齢化した透析患者の生活環境に関しては，2014年度の2,783名の長崎県透析患者のアンケート調査によると生活場所として80.4％が自宅生活，13.2％が入院，6.4％が施設入所であった（図1）．自宅生活のなかは87.3％が家族と同居で12.7％は独居であった．施設入所の内訳は介護老人福祉施設が26.4％，認知症対応生活介護（グループホーム）が24.2％，サービス付き高齢者住宅が14.0％，介護老人保健施設が1.1％であった[1]．

■ 2. 透析患者の経済的背景

透析患者の経済的背景に関しては，2011年に全国腎臓病協議会および日本透析医会が実態調査報告書を出している．それによると透析患者の世帯収入が300万以下の世帯が約40％あり，その割合は年々増加していた（図2）．生活保護の受給に関しては，2011年は3.5％と増加していた．このことから透析患者は経済的に苦しい状況におかれていると

考えられる[2].

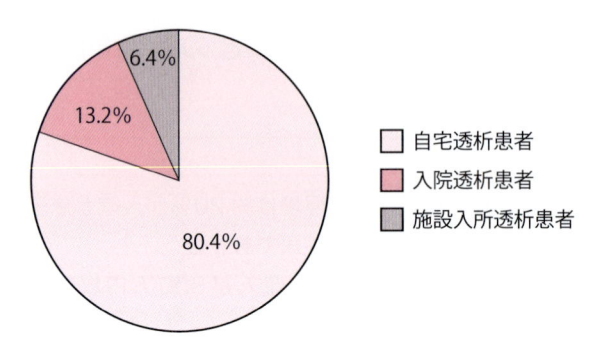

図1■透析患者の生活環境
n=2,783

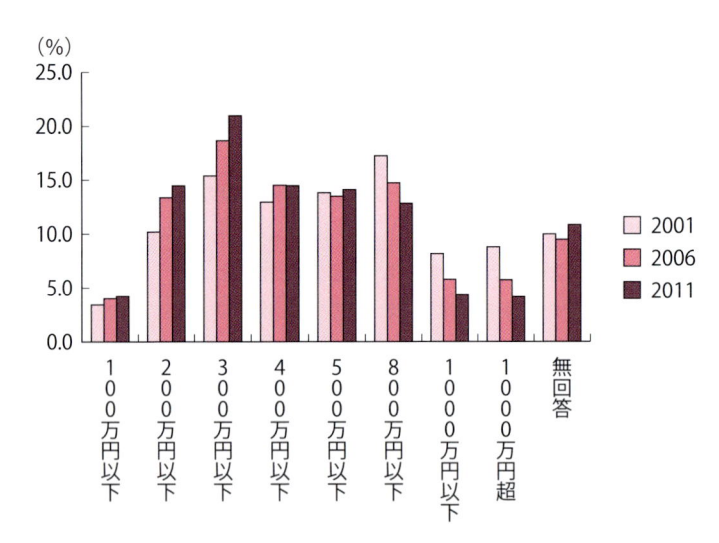

- 自宅透析患者: 80.4%
- 入院透析患者: 13.2%
- 施設入所透析患者: 6.4%

図2■透析患者の経済的背景（全国腎臓病連絡協議会, 日本透析医会. 2011年血液透析患者 実態調査報告書. 2012)[2]

■3. 透析患者の栄養状態

❶透析患者の GNRI

GNRI(geriatric nutritional risk index)は,2005 年に Bouillanne らが高齢者の栄養評価のために考案した評価法である.以下の式にて計算される[3].

GNRI＝[1.489×血清アルブミン(g/L)]＋[41.7×(現体重/理想体重)]

透析患者の栄養評価に簡便で正確に評価できることが報告されている[4,5].

❷ GNRI からみた生命予後

2012 年の当院における入院患者 72 名(男性:35 名,女性:37 名)の GNRI をスコア別にグループ分けし,1 年後の生存率を評価してみると,90 以上が 78.6％であったのに比し,80 以上 90 未満は 60％,70 以上 80 未満は 50％,70 未満は 0％であった.GNRI が生命予後の予測に有用であった(図 3)[6].

❸生活環境および経済的背景からみた栄養状態

当院の透析患者 362 名の GNRI を生活環境ごとに,家族と同居,独居,入院,施設入居,生保に分け比較した.家族と同居の患者の 93.3 ± 6.3 に比し,入院は 79.7 ± 9.9,施設入所は 84.1 ± 6.7 と GNRI は有意に

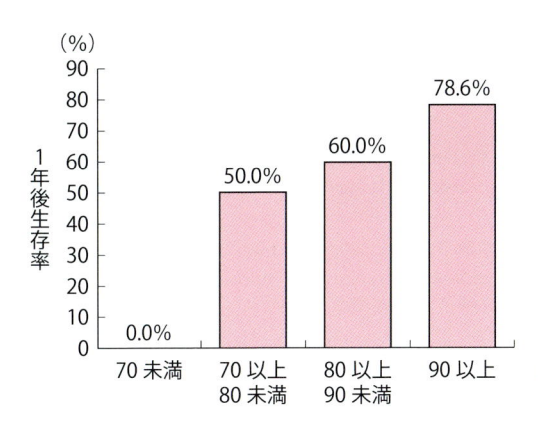

図 3 ■ GNRI からみた生命予後(長崎腎病院)

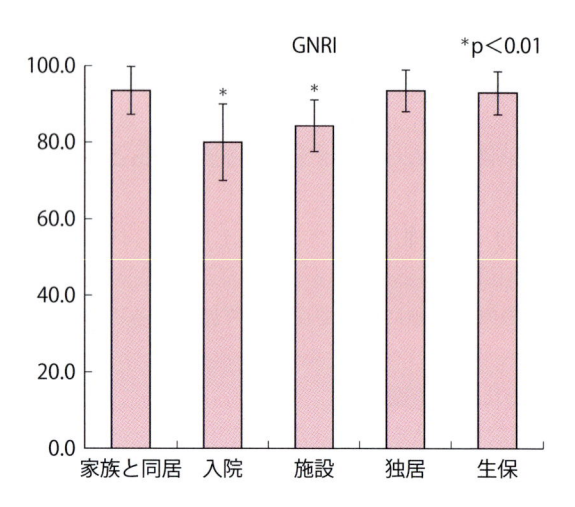

図4 ■ 透析患者の生活環境とGNRI（長崎腎病院）

低値であった．経済的背景が悪いと考えられる生保および独居の患者では有意差がみられなかった（図4）．以上より経済的背景より介護が必要な患者の栄養状態が悪いと考えられた．

■ 文献
1) 前田兼徳, 宮崎正信, 原田孝司. 透析患者を支える医療連携の現状と今後の課題―長崎県におけるアンケート調査から考える―. 日透析会誌. 2015; 30: 219-24.
2) 全国腎臓病協議会, 日本透析医会. 2011年度血液透析患者 実態調査報告書. 2012.
3) Bouillanne O, Morineau G, Dupont C. et al. Generiatric nutritional risk index, a new index for evaluation-risk elderly medical patients. Am J Cli Nutri. 2005; 82: 777-83.
4) Yamada K, Furuya R, Takila T, et al. Simplified nutritional screening tools for patients on maintenance hemodialysis. Am J Cli Nutri. 2008; 89: 106-13.
5) 熊谷祐道. 腎不全・透析患者の栄養障害とアセスメント. 臨床栄養. 2009; 115: 429-32.
6) 原田孝司, 丸山裕子, 舩越 哲, 他. 介護を要する透析患者の管理. 日透医誌. 2014; 29: 17-22.

〈原田孝司〉

V. 運動能力の評価

Question 1　CKD患者では身体機能をどうやって評価するのがよいですか？

Answer

1) 身体機能は，歩行能力，立ち上がり能力，バランス能力といった運動パフォーマンスから間接的に評価できる．
2) 歩行能力は，6分間歩行試験にて運動耐容能を，10m歩行テストにて敏捷性を評価する．
3) 歩行能力が低下しているCKD患者は，SPPB（short physical performance battery）の評価が有用である．
4) バランス能力は開眼片脚立ちにて評価する．

■1. 運動パフォーマンスからみたCKD患者の身体機能の評価の意義

　身体機能とは，身体の解剖学的部分や生理的機能と定義される．CKD患者，かつ運動療法と関連する身体機能には，心肺持久力，筋力，筋肉量，関節可動域，感覚などがあり，これらの身体機能は，運動パフォーマンスから間接的に評価することができる．運動パフォーマンスには，歩行能力，立ち上がり能力，バランス能力が含まれる．求められた運動課題を，どの程度の能力にて遂行できるかが評価の対象となり，身体機能が強く関わっている．

■2. 6分間歩行テスト（6 minute walking test：6MWT）の実施方法とその活用

❶ 6MWTの実施方法

　6MWTは，運動耐容能（歩行中の持久力）を評価するために行う．身体負荷の強い評価であるため，禁忌と中止基準（表1）[1,2]を遵守する．テスト前の数分間は，安静座位をとり，脈拍，血圧を測定する．6MWTは，測定者の掛け声に左右されやすいため，表2[2]に示す通り

表1 ■ CKD患者における6分間歩行試験の禁忌と中止基準

絶対禁忌	1. 1カ月以内に発症し，内科治療により安定していない心筋梗塞や不安定狭心症 2. 自覚症状，また血圧異常の原因となるコントロール不良な不整脈 3. 症候性の大動脈弁狭窄症 4. コントロール不良の症候性心不全 5. 急性の肺塞栓，肺梗塞，心筋炎，心膜炎，大動脈解離
相対禁忌	1. 左冠動脈主幹部の狭窄 2. 中等度の狭窄性弁膜症 3. 電解質異常 4. 頻脈性不整脈，徐脈性不整脈（高度房室ブロック） 5. 安静時心拍数＞120bpm，収縮期血圧＞180mmHg，拡張期血圧＞100mmHg 6. 歩行負荷が十分に行えない精神的・身体的障害
中止基準	1. 症状：狭心痛，呼吸困難，失神，めまい，強いふらつき 2. 兆候：チアノーゼ，顔面蒼白，冷汗，運動失調，異常な心悸亢進 3. 血圧：収縮期血圧の上昇不良ないし進行性低下，異常な血圧上昇（225mmHg） 4. 心電図：虚血性ST-T変化，新たな頻発する調律異常

（文献1），2）を一部改変）

表2 ■ 6分間歩行試験における掛け声

テスト前の掛け声	この試験の目的は，6分間できるだけ長い距離を歩くことです．このコースを今から往復します． 6分間は長いですが，頑張ってください． 途中で息切れがしたり，疲労するかもしれません． 必要ならペースを落としたり，立ち止まったり休んでもかまいません．壁にもたれかかって休んでもかまいませんが，できるだけ早く歩き始めてください． 目印で方向転換し往復歩行します．目印を素早く回り，往復してください． これから私が実際にやってみるので見ていてください
テスト中の掛け声	最初の1分：「うまく歩けています．残り時間はあと5分です」 2分後：「その調子を維持してください．残り時間はあと4分です」 3分後：「うまく歩けています．半分が終了しました」 4分後：「その調子を維持してください．残り時間はもうあと2分です」 5分後：「うまく歩けています．残り時間はもうあと1分です」 残り15秒：「もうすぐ止まってくださいと言います．私がそういったらすぐに立ち止まってください．私があなたのところに行きます」 6分後：「止まってください」

の掛け声にて実施する．転倒の危険性が高い患者に限り，測定者が一緒に歩いても構わない．原則，直線30mの歩行路を用意し，折り返し地点に目印を設ける（図1）．施設の環境により直線30mを確保できない

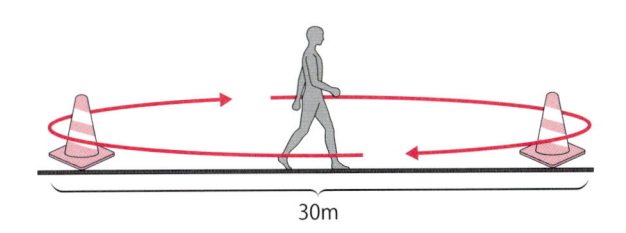

図1 ■ 6分間歩行試験の実施環境

場合，15m以上であれば短い歩行路でもよいとの報告がある[2,3]．テスト終了後は，脈拍，血圧の測定に加えて，自覚的強度をBorg scaleにて確認する．また，歩行距離，ラップ数，休息数とその時間を記録する．

❷ 6MWTの活用方法

透析期CKD患者の6MWTには膝伸展筋力の低下が関連することがわかっている[4]．6MWTが，1.33m/秒の速さで332m以上の成績であれば一般社会における歩行自立者と判断できるとの報告がある[5]．CKD患者の日常生活の自立度だけでなく，透析期CKD患者が自力で通院できるかどうかの目安となる．また，前回との比較からCKD患者の運動耐容能の推移を確認できる．

■ 3. 10m歩行テスト（10 m waking test：10MWT）の実施方法とその活用

❶ 10MWTの実施方法

10MWTは，歩行速度を評価するために行う．2回以上測定し，その平均値を求める．快適速度（普段歩いている速さ）と最高速度（できる

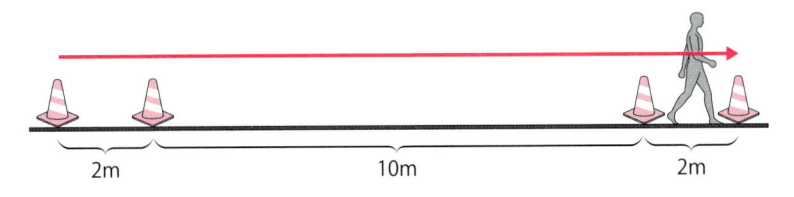

図2 ■ 10m歩行試験の実施環境

だけ速く歩いた速さ）のどちらも評価する．最高速度はCKD患者の敏捷性を評価できる．速度を測る10mに，前後2mを加えた14mの歩行路を用意する（図2）．杖などの歩行補助具を用いてもよいが，再評価する際には同じ条件とする．

❷ 10MWTの活用方法

歩行にかかった時間から歩行速度を算出する．快適速度は，サルコペニアの診断基準としても使われ，0.8m/secがそのカットオフ値となる[6]．

■ 4. SPPB（short physical performance battery）の実施方法とその活用

❶ SPPBの実施方法

SPPBは，立位バランステスト，歩行テスト，椅子立ち上がりテストの3つの下位項目で構成され，各項目0～4点，合計0～12点に得点化される（図3）．立位テストは，閉脚立位，セミタンデム立位，タンデム立位を10秒間保持可能か計測する．歩行テストは4mの歩行時間を計測する．椅子立ち上がりテストは40cmの椅子を用いて最大努力下で5回立ち座りに要する時間を計測する．

①バランステスト

10秒可：　1点
10秒不可：0点

10秒可：　1点
10秒不可：0点

10秒可：　　　2点
3～9.99秒：1点
3秒未満：　　0点

②歩行テスト（4m）

4.82秒未満：　4点
4.82～6.2秒：3点
6.21～8.7秒：2点
8.7秒以上：　1点

③椅子立ち上がりテスト（40cmの高さの背もたれ付の椅子）

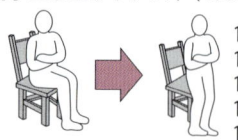

11.19秒未満：　4点
11.2～13.69秒：3点
13.7～16.69秒：2点
16.7秒以上：　1点
1分以上：　　　0点

①～③の合計点数
/12点満点

図3 ■ SPPBの実施内容

❷ SPPB の活用方法

　SPPB は，サルコペニアの診断基準としても使われ，8 点以下がそのカットオフ値となる[6]．また，SPPB は，透析期 CKD 患者の転倒リスク因子とされる．8 点未満の透析患者は，11 点以上の患者と比較し 2.41 倍転倒しやすいことがわかっている[7]．

■ 5. 開眼片脚立ちによるバランス能力の評価方法

❶ 開眼片脚立ちの実施方法

　どちらの脚が立ちやすいのか確認する．支持脚が決まったら，両手を腰に当て，「片脚を上げて」と合図し，片脚を前方に 5cm 程度上げた立位姿勢をとる（図 4）．テスト終了の条件は，①上げた脚が支持脚や床に触れる，②支持脚の位置がずれる，③腰に当てた手が腰から一側でも離れる，となる．最長 60 秒とし，2 回実施してよい方を記録する．

❷ 開眼片脚立ちの活用方法

　片脚立ちは，運動器不安定症の診断基準の 1 つである．日本整形外科学会などより，15 秒未満がそのカットオフ値と示されており，高齢 CKD 患者への実施が推奨される．また，20 秒未満では転倒の危険性が高まることも報告されている．

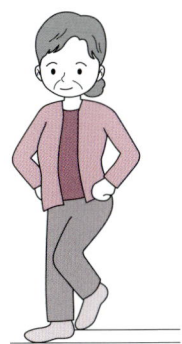

図 4 ■ 開眼片脚立ちの姿勢

5cm 程度足を上げる

■ 文献

1) 日本循環器学会. 心疾患のリハビリテーションに関するガイドライン.
2) American Thoracic Society. ATS Statemrnt: Guidelines for the six-minute walk test. Am J Respir Crit Care Med. 2002; 166: 111-7.
3) 山田拓実. 6 分間歩行試験. 理学療法ジャーナル. 2011; 45: 185.
4) Kono K, Nishida Y, Moriyama Y, et al. Investigation of factors affecting the six-minute walk test results in hemodialysis patients. Ther Apher Dial. 2014; 18: 623-7.
5) Menard-Rothe K, Aubush DC, Bousamra M, et al. Self-selected walking velocity for functional ambulateon in patients with end-stage emphysema. J Cardiopulm Rehabil. 1997; 17: 85-91.
6) Cruz-Jentoft AJ, Baeyens JP, Bauer JM, et al. Sarcopenia: European consensus on definition and diagnosis. Age and Ageing. 2010; 39: 412-23.
7) 河野健一, 矢部広樹, 森山善文, 他. 透析関連低血圧と short physical performance battery (SPPB) の低下は透析患者の転倒の強いリスク因子である. 透析会誌. 2015; 48: 635-41.

〈森山善文　河野健一〉

V. 運動能力の評価

Question 2　CKD患者では筋力はどうやって評価すればよいですか？

> **Answer**
> 1) 筋力は身体機能や日常生活動作能力の基盤である．
> 2) 筋力低下はCKD患者の生命予後を悪化させる強力な危険因子である．
> 3) 運動療法はCKD患者の筋力低下を改善する．

■ 1. 筋力評価の意義

　筋力は，人々が困難なく自立した日常生活を送るうえで，欠くことのできない要素である．一般的に筋力の指標には握力が用いられる．握力は，身体的フレイルあるいはサルコペニアの診断基準にも採用されている．握力は，全身の筋力だけでなく，日常生活動作能力をよく反映する指標であり，評価が簡便なため臨床的に有用である．さらに，地域在住高齢者を対象にした検討では，握力の低下は生命予後の悪化と関連する

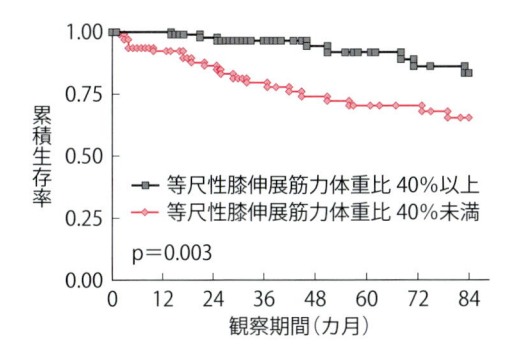

図1 ■ 血液透析患者における等尺性膝伸展筋力と生命予後の関連

ことが知られている[1]．この関連はCKD患者においても同様に認められており，握力低下はCKD患者の死亡リスクを30％増加させることが，近年の報告から明らかになっている[2]．握力と並び，リハビリテーションの分野でよく用いられているのが，下肢筋力の指標である等尺性膝伸展筋力である．これは主に大腿四頭筋の筋力を反映している．等尺性膝伸展筋力はCKD患者の歩行能力やバランス機能とよく相関するだけでなく，握力同様，生命予後との関連も報告されている（図1）[3]．

CKD患者において，筋力は身体機能や日常生活動作能力の基盤であり，生命予後とも関連するきわめて重要な管理指標の1つである．

■ 2. 筋力の評価方法

握力は，椅子座位で肩関節中間位および肘関節90°屈曲位にて，患者に握力計を全力で3秒間握ってもらう．測定は左右交互に2回ずつ行い，最大値を採用する．また，血液透析患者で前腕にシャント増設している場合でも，測定は可能である．

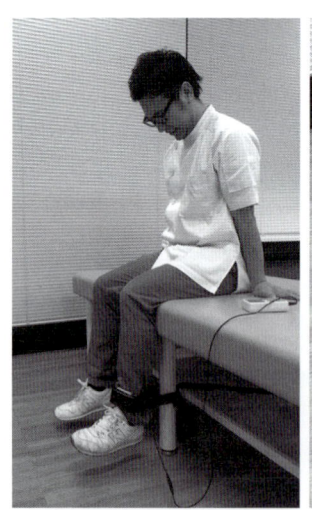

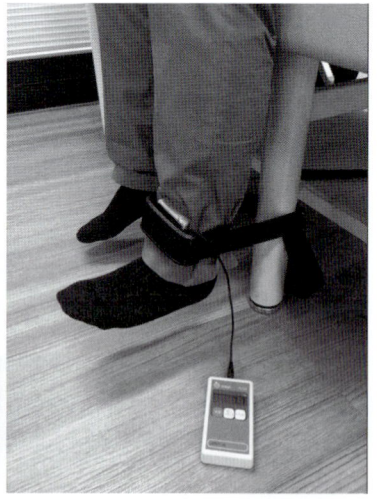

図2 ■ ハンドヘルドダイナモメーターを使用した等尺性膝伸展筋力の測定風景

等尺性膝伸展筋力は，検査台上端座位で，膝関節90°屈曲位にて測定する．両上肢は臀部の横につく．外果の二横指上方にハンドヘルドダイナモメーターのアタッチメントを専用ベルトで固定した後，患者には膝を伸展方向へ全力で5秒間伸ばしてもらう．図2はその測定風景である．測定は左右交互に2回ずつ行い，最大値を採用する．さらに，体格の影響を考慮するために，実測値（kgf）を体重またはドライウェイト（血液透析患者の場合）で除した体重比（% body weight）を用いる．

■ 3. 筋力のカットオフ値は？

　握力にはいくつかのカットオフ値が存在する．性別を考慮したものが一般的であり，男性であれば26kg未満，女性であれば18kg未満が身体的フレイルのカットオフ値としてよく用いられている[4]．また，Friedらは性別だけでなく体格を考慮したカットオフ値を提示している（表1）[5]．

　等尺性膝伸展筋力は，40% body weightがカットオフ値として用いられている[3]．この値は歩行能力の予測だけでなく，CKD患者の生命予後の予測にも用いられている．

■ 4. CKD患者の筋力は改善するか？

　Cheemaらは血液透析患者に対する透析施行中の筋力トレーニングを実施した．その結果，筋量の改善はわずかであったが，有意な筋力の改

表1 ■ 握力のカットオフ値（Fried LP, et al. J Gerontol A Biol Sci Med Sci. 2001; 56: M146-56）[5]

性別	BMI（kg/m^2）	身体的フレイルのカットオフ値
男性	≦24	29.0kg以下
	24.1〜26	30.0kg以下
	26.1〜28	30.0kg以下
	>28	32.0kg以下
女性	≦23	17.0kg以下
	23.1〜26	17.3kg以下
	26.1〜29	18.0kg以下
	>29	21.0kg以下

BMI: body mass index

善を認めたと報告している[6]．さらに2014年には，CKD患者に対する運動療法の効果についてのメタ解析が発表された．その結果，CKD患者に対する運動療法は筋力を有意に改善させることが明らかになった[7]．しかし，筋力低下をきたしている，すなわち身体的フレイルを有するCKD患者に対する運動療法のエビデンスは皆無である．CKD患者の筋力は急速に低下していくことが予想される．そのため，CKD患者の筋力を定期的に評価し，予防的な運動療法介入を実施していくことが望ましい．

■ 文献

1) Cooper R, Kuh D, Hardy R, et al. Objectively measured physical capability levels and mortality: systematic review and meta-analysis. BMJ. 2010; 341: c4467.
2) Roshanravan B, Robinson-Cohen C, Patel KV, et al. Association between physical performance and all-cause mortality in CKD. J Am Soc Nephrol. 2013; 24: 822-30.
3) Matsuzawa R, Matsunaga A, Wang G, et al. Relationship between lower extremity muscle strength and all-cause mortality in Japanese patients undergoing dialysis. Phys Ther. 2014; 94: 947-56.
4) Chen LK, Liu LK, Woo J, et al. Sarcopenia in Asia: consensus report of the Asian Working Group for Sarcopenia. J Am Med Dir Assoc. 2014; 15: 95-101.
5) Fried LP, Tangen CM, Walston J, et al. Frailty in older adults: evidence for a phenotype. J Gerontol A Biol Sci Med Sci. 2001; 56: M146-56.
6) Cheema B, Abas H, Smith B, et al. Randomized controlled trial of intradialytic resistance training to target muscle wasting in ESRD: the Progressive Exercise for Anabolism in Kidney Disease (PEAK) study. Am J Kidney Dis. 2007; 50: 574-84.
7) Heiwe S, Jacobson SH. Exercise training in adults with CKD: a systematic review and meta-analysis. Am J Kidney Dis. 2014; 64: 383-93.

〈松沢良太　松永篤彦〉

V. 運動能力の評価

Question 3 CKD 患者において心肺機能はどう評価すればよいですか？

Answer

1) 呼吸・循環系の果たす主な役割（心肺機能）は組織への酸素輸送である．安静時の心肺機能は必ずしも運動時の能力とは相関しない．
2) 心肺機能と組織（活動筋）での酸素利用の総合的な能力が運動耐容能（酸素摂取量）である．
3) 運動耐容能が体力であり，その最も正確な評価は心肺運動負荷試験で行われる．

■ 1. 安静時心肺機能と運動時能力の違い

CKD 患者では，酸化ストレスや炎症性サイトカインの増加など特有の動脈硬化危険因子も多く，虚血性心臓病の頻度がきわめて高い[1]．しかし安静時の心肺機能単独では必ずしも ADL 低下の程度や予後とは相関しない．この理由は心肺機能すなわち呼吸・循環系の果たす主な役割は組織への酸素輸送であり，安静時の心肺機能と酸素摂取増加の能力は必ずしも相関しないからである．

■ 2. 運動耐容能とは

CKD 患者においても運動耐容能が予後と密接に関連していることが知られている[2]．運動耐容能とは心肺機能と組織（活動筋）での酸素利用を併せた総合的な能力である．呼吸・循環系の最も大きな役割は，肺呼吸で取り込んだ酸素を末梢臓器に輸送し，末梢臓器で産生された二酸化炭素を肺へ送るというガス輸送である．運動により骨格筋における酸素消費が増加したとき，①心拍出量の増加と末梢血管の拡張，②肺血管床の動員と血管拡張による肺血流量の増加，③骨格筋における血液から

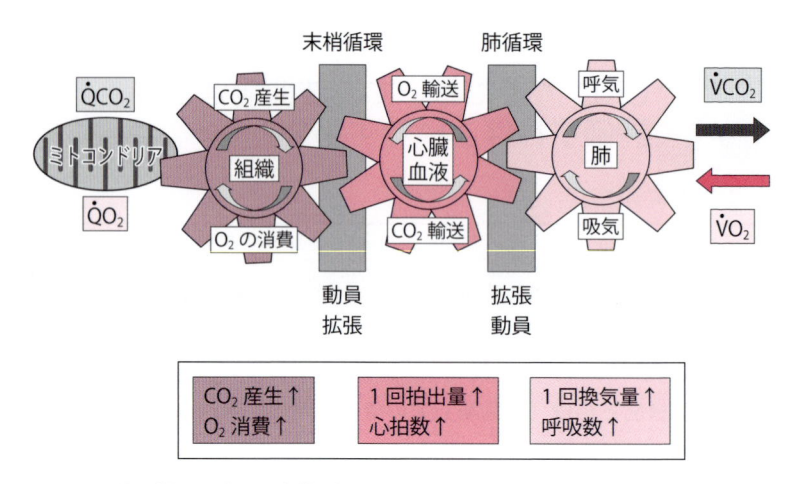

図1 ■ 運動に対する生理的応答（Wasserman K, et al. Principles of exercise testing and interpretation: including pathophysiology and clinical application. 3rd ed. Philadelphia: Lippincott Williams & Willkins; 1999. p.5[3] より改変）

の酸素摂取率の増加，④換気の増加などの様々なメカニズムが働き始める．運動耐容能の向上とは，この酸素摂取量の増加ということになる（図1）．

■ 3. 心肺運動負荷試験とは

運動負荷試験には，6分間歩行試験のような一段階負荷，心筋虚血の評価に適している多段階漸増負荷法があるが，運動耐容能の最も正確な評価には心肺運動負荷試験（cardiopulmonary exercise test：CPX）が用いられる[4-6]．運動の主役は骨格筋の収縮であるが，収縮のエネルギーの源は，ATPの分解による化学的エネルギーの放出である．短距離走のようなきわめて短時間の運動では筋肉中に存在する内因性物質からエネルギーを取り出して対応する．しかしこのエネルギー系は量が小さいため長時間の運動に対応する能力はもたない．したがって日常生活を含めた長時間の身体活動ではATPを外因性物質（三大栄養素）によって再合成する．三大栄養素はすべて，ミトコンドリアで酸化により水と二

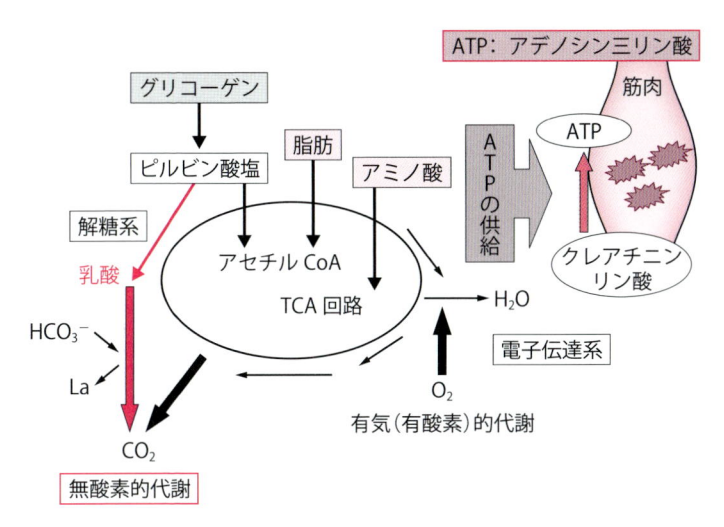

図2 ■ 有気（有酸素）的代謝と無酸素的代謝

酸化炭素にまで分解される過程で効率よくATPを再合成する（TCA回路）．この過程は酸素が必要で，有酸素的代謝とよばれる．一方，運動強度が高まると酸素の供給が追いつかなくなり糖質を利用して酸素なしでもATPの再合成が加わるようになる．これが嫌気性代謝（無酸素的代謝）で，この系は糖質のみを利用するので，解糖系ともよばれる（図2）．この嫌気性代謝が始まる時点の酸素摂取量が嫌気性代謝閾値＝AT（anaerobic threshold）である．ATもまた運動耐容能のよい指標となる．ATを超える運動強度では乳酸生成の増加とともに血液が酸性に傾くため種々の緩衝系が動員される．最も大きな緩衝系は重炭酸イオンであるが，これは腎臓の尿細管で産生されるため，透析患者では容易に不足状態に陥る．過度な労作に伴う疲労感とも密接に関連しており透析患者での運動療法ではATを超えない運動強度の設定も重要である（図3）．酸素摂取の最大値が最大酸素摂取量であり，運動耐容能の最もよい指標となる．CKD患者での運動耐容能低下は，腎性貧血，尿毒症症状，心合併症，骨格筋変性など複数の要因によるが適切な運動療法がCKD患

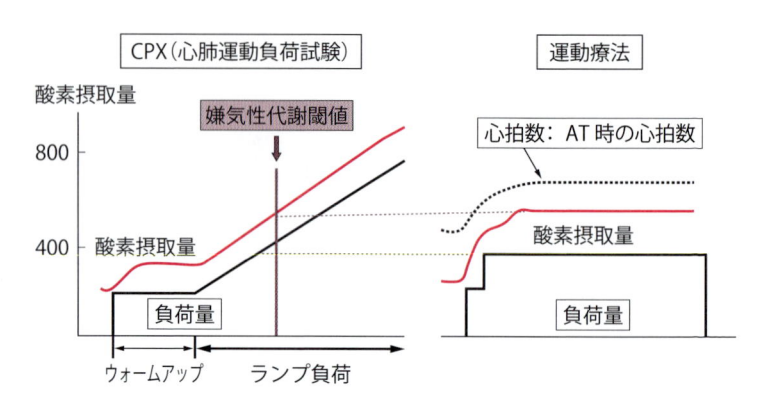

図3 ■ 運動療法での AT レベル運動強度の設定法
負荷量は運動開始時の循環応答の遅れを考慮し，AT 1 分前の負荷量を運動強度として処方する．

者の運動耐容能を向上させ，予後のみならず ADL 能力・QOL を改善させることが期待される[7-9]．

■ 文献

1) 平松義博. 腎透析リハビリテーション―虚血性心臓病合併例. Medical Rehabilitation. 2011; 131: 27-33.
2) Sietsema KE, Amato A, Adler SG, et al. Exercise capacity as a predictor of survival among ambulatory patients with end-stage renal disease. Kidney Int. 2004; 65: 719-24.
3) Wasserman K, Hansen JE, Sue DY, et al. Principles of exercise testing and interpretation: including pathophysiology and clinical application. 3rd ed. Philadelphia: Lippincott Williams & Willkins; 1999. p.5.
4) Balady GJ, Arena R, Sietsema K, et al. Clinician's guide to cardiopulmonary exercise testing in adults: A scientific statement. Circulation. 2010; 122: 191-225.
5) 平松義博. 心肺運動負荷試験 (CPX). In: 池田久雄, 編. 実践こうすればできる心臓リハビリテーション. 大阪; メディカルレビュー社; 2015. p.28-36.
6) 伊東春樹. 心肺運動負荷試験から何がわかるか―運動生理学的背景と臨床応用. Therapeutic Research. 1999; 20: 1739-51.
7) 松嶋哲哉. トピックス. 透析患者における運動. The Experiment & Therapy.

2009; 69: 191-6.
8) Rhee CM, Kalanter-Zadeh K. Resistance exercise: an effective strategy to reverse muscle wasting in hemodialysis patients? J Cachexia Sarcopenia Muscle. 2014; 5: 177-80.
9) Konstantinidou E, Koukouvou G, Kouidi E, et al. Exercise training in patients with end-stage renal disease on hemodialysis patients: Comparison of three rehabilitation programs. J Rhabil Med. 2002; 34: 40-5.

〈平松義博〉

V. 運動能力の評価

Question 4　ロコモティブシンドロームとはどうやって診断すればよいですか？

> **Answer**
> 1) ロコモティブシンドロームとは，運動器の障害によって，移動機能が低下した状態である．
> 2) ロコモティブシンドロームの評価法には移動機能を客観的に評価する方法と，ロコモ 25 という主観的機能評価法がある．
> 3) CKD 患者の多くが高齢者であり，ロコモティブシンドロームの予防や改善の対策が必要である．

■ 1. ロコモティブシンドロームとは[1]

　ロコモティブシンドロームは，運動器の障害によって，移動機能が低下した状態であると定義される．運動器は身体の支えの部分である骨，可動部分であり衝撃を吸収する部分でもある関節や脊柱の椎間板，身体を動かしたり制御したりする筋肉，筋肉に信号を送る神経系が含まれている．これらに障害が起こった状態で特に頻度の高いものに，骨粗鬆症，変形性関節症，変形性脊椎症，脊柱管狭窄症，サルコペニアなどがある．これらはいずれも加齢と運動不足という要因が加わって，疼痛，柔軟性低下，姿勢変化，関節可動域制限，筋力低下，バランス力低下をきたし，不適切な生活習慣と相まって移動機能の低下をきたし，社会参加制限，生活活動制限，要介護へとつながっていく．

■ 2. 診断について

　ロコモティブシンドロームの評価法には移動機能を客観的に評価する方法と，ロコモ 25 という主観的機能評価法がある．

❶移動機能の評価法

a）立ち上がりテスト[2]

　両脚または片脚で自分の体重を垂直方向に移動する機能をみるテストである．40cm，30cm，20cm，10cmの高さの台に座った状態から両脚

表1 ■ ロコモ25質問票
各質問項目を0点から4点まで5段階でチェックし，合計点で評価する．

この1カ月のからだの痛みについて

- Q1　頸・肩・腕・手のどこかに痛み（しびれも含む）がありますか．
- Q2　背中・腰・お尻のどこかに痛みがありますか．
- Q3　下肢（脚のつけね，太もも，膝，ふくらはぎ，すね，足首，足）のどこかに痛み（しびれも含む）がありますか．
- Q4　ふだんの生活でからだを動かすのはどの程度つらいと感じますか．

この1カ月のふだんの生活について

- Q5　ベッドや寝床から起きたり，横になったりするのはどの程度困難ですか．
- Q6　腰掛から立ち上がるのはどの程度困難ですか．
- Q7　家の中を歩くのはどの程度困難ですか．
- Q8　シャツを着たり脱いだりするのはどの程度困難ですか．
- Q9　ズボンやパンツを着たり脱いだりするのはどの程度困難ですか．
- Q10　トイレで用足しをするのはどの程度困難ですか．
- Q11　お風呂で身体を洗うのはどの程度困難ですか．
- Q12　階段の昇り降りはどの程度困難ですか．
- Q13　急ぎ足で歩くのはどの程度困難ですか．
- Q14　外にでかけるとき，身だしなみを整えるのはどの程度困難ですか．
- Q15　休まずにどれくらい歩き続けることができますか．
- Q16　隣・近所に外出するのはどの程度困難ですか．
- Q17　2kg程度の買い物（1リットルの牛乳パック2個程度）をして持ち帰ることはどの程度困難ですか．
- Q18　電車やバスを利用して外出するのはどの程度困難ですか．
- Q19　家の軽い仕事（食事の準備や後始末，簡単なかたづけなど）は，どの程度困難ですか．
- Q20　家のやや重い仕事（掃除機の使用，ふとんの上げ下ろしなど）は，どの程度困難ですか．
- Q21　スポーツや踊り（ジョギング，水泳，ゲートボール，ダンスなど）は，どの程度困難ですか．
- Q22　親しい人や友人とのおつき合いを控えていますか．
- Q23　地域での活動イベント，行事への参加を控えていますか．
- Q24　家の中で転ぶのではないかと不安ですか．
- Q25　先行き歩けなくなるのではないかと不安ですか．

または片脚で立ち上がることのできた一番低い台の高さを測定結果とする．下肢筋力だけでなく，柔軟性やバランス能力も必要である．
b) 2ステップテスト[3]

　2歩分の最大歩幅（cm）を測定し，身長（cm）で割った値を「2ステップ値」とする．このテストは足で床をける動作と股関節と膝を曲げてバランスを取る動作が必要となる．2ステップ値が1.3に達しない状態に対しては何らかの対策が必要である．さらに1.1未満では日常生活の機能の低下が進行している状態を示している．

❷ロコモ25（表1）

　疼痛，歩行，生活上の起居動作，身辺処理動作，家事動作，社会活動に関する25の質問からなる主観的な運動機能評価尺度で，ロコモティブシンドロームの早期診断ツールとして開発された．この数値は運動機能と関連があり，ロコモティブシンドロームの重症度の基準とすることができる[4]．16点以上になると要介護リスクが高くなる．

■ 3. 国際的な位置づけ

　ロコモティブシンドロームのような運動器の障害による要介護者の増加は，各国の医療水準や医療保険システムの違いにもよるが，日本のみならず超高齢社会の到来に伴う全世界的な問題にもなっていると思われる．特に日本は世界一の長寿大国であり，要介護状態をできる限り遅らせ，高齢者の自立を促すことが医療経済的にも早急に対策を講じなければならない課題である．

■ 4. ロコモーショントレーニング（ロコトレ）

　ロコモティブシンドロームの予防のために推奨された運動である．高齢者でも比較的簡単で安全にできる．継続することが大切である．

❶スクワット

　両脚を肩幅より少し広げて，つま先を30°ほど外側に向けて立つ．腰を後ろに引くように膝を曲げ，膝がつま先よりも前に出ないようにすることで膝への負担が軽減する．1回当たり10秒程度かけて行い，10回を1日2～3セット行う．

❷ 開眼片脚立ち

 バランス能力，股関節周囲筋力の強化，大腿骨近位部への力学的負荷による骨強度への効果が期待できる．片脚を 5 ～ 10cm 程度上げて，もう一方の脚で立つ．転倒しないようにつかまることのできる机の横で行うのがよい．左右各 1 分間を 1 日 3 回程度行う．この開眼片脚立ちを半年間継続したことで，転倒頻度が 2/3 に減少したとの報告がある[5]．

■ 5. CKD 患者へのロコモティブシンドロームの予防や改善の対策

 CKD 患者の多くが高齢者であり，筋肉量が減少するサルコペニアを合併していることが多く[6]，ロコモティブシンドロームの予防や改善の対策が必要となる．筋肉量の維持・増加のためには運動と適量のたんぱく質摂取が必要となるが，CKD 患者ではたんぱく質の摂取が制限されるために，運動による筋肉量維持，増加効果にも限度がある．しかし，CKD 患者に対する運動の効果は，筋肉に対する効果だけでなく，肥満の解消，身体バランスの改善による転倒リスクの軽減にある．したがって，CKD 患者にも継続して行うことができるロコトレが推奨される．

■ 文献

1) Nakamura K. The concept and treatment of locomotive syndrome: its acceptance and spread in Japan. J Orthop Sci. 2011; 16: 489-91.
2) 村中信吾. 立ち上がり動作を用いた下肢筋力評価法とその臨床応用. 昭和医会誌. 2001; 61: 362-7.
3) 村中信吾, 平野清孝. 2 ステップテストを用いた簡便な歩行能力推定法の開発. 昭和医会誌. 2003; 63: 301-8.
4) Seichi A, Hoshino Y, Doi T, et al. Development of a screening tool for risk of locomotive syndrome in the elderly: the 25-question Geriatric Locomotive Function Scale. J Orthop Sci. 2012; 17: 163-72.
5) Sakamoto K, Nakamura T, Hagino H, et al. Effects of unipedal standing balance on the prevention of falls and hip fracture among clinically defined high-risk elderly individuals: a randomized controlled trial. J Orthop Sci. 2006; 11: 467-72.
6) 加藤明彦. CKD 患者におけるサルコペニアとフレイル. Geriat Med. 2014; 52: 397-402.

〈星野裕信〉

VI. 栄養介入

Question 1
CKD 患者において栄養介入の必要性はどうやって判断すればよいですか？
食事摂取量や生化学的・身体的栄養指標などからみて，CKD 患者への栄養介入の必要性はどうやって判断したらよいか教えてください

Answer

1) CKD 患者の栄養介入では，保存期と透析期で目的と方法が異なり，透析導入後は栄養評価・治療を切り替える．
2) CKD 患者の栄養評価では，CKD 特有の病態（代謝・栄養障害，体液量の変動，MIA 症候群，透析による栄養障害，食欲不振など）を考慮して行う．
3) CKD の栄養介入後も，定期的に栄養状態を再評価し，必要に応じて栄養投与量を調整する．

1) CKD の栄養管理は，保存期と透析期で目的と方法が異なる（表1）．保存期では，腎不全に伴う栄養障害（後述）の是正，腎不全進行の抑制，尿毒症症状の予防が栄養管理の目的となる．方法として，適度なたんぱく質・食塩制限，十分なエネルギー補給，高カリウム

表1 ■ CKD の栄養管理

	目的	方法
保存期	腎不全の栄養障害を是正する． 腎不全進行を抑制する． 尿毒症症状を予防・抑制する．	適度なたんぱく質・食塩制限． 十分なエネルギー補給． 高カリウム（K）血症時は K 制限．
透析期	低栄養を改善し，感染症・心血管病による QOL 低下や入院と死亡を防ぐ．	保存期に比べたんぱく質制限は緩和． 食塩・K 制限は継続． 水分・リン（P）は制限する．

(K) 血症時は K 制限となる．一方，透析期では，（透析患者に多くみられる）低栄養を改善し，感染症・心血管病（透析患者の主な死因）による生活の質低下や入院・死亡を防ぐことが目的となる．方法としては，保存期に比べてたんぱく質制限は緩和，食塩・K 制限は継続，水分・リン（P）は制限する．したがって，透析導入後は，栄養評価と治療法の切り替えを要する．CKD ステージ別の食事療法基準については次項 VI-2 の表 1，表 3 参照[1]．

2) CKD の栄養評価は，一般的な栄養評価と同様，主観的包括的評価（SGA: subjective global assessment, II-1 参照）と客観的評価（ODA: objective data assessment）により行う．CKD の原因となる生活習慣病・メタボリック症候群（過剰栄養）と，CKD の結果生じる低栄養（PEW: protein-energy wasting, III-6 参照）双方に注意し，栄養介入を行う[2]．低栄養と過剰栄養の合併（サルコペニア肥満, III-2 参照）もまれではなく，「栄養障害の二重負荷（double burden of malnutrition）」といわれる．維持透析患者における栄養評価項目を示す（表 2）[3-5]．

表 2 ■ 維持透析患者の栄養評価（文献 3, 4, 5 をもとに作成）

■栄養評価時期：透析導入期には全例実施．
50 歳未満で低栄養がない場合は 6 カ月毎，50 歳以上または維持透析 5 年以上では 3 カ月毎に実施．低栄養患者では，より頻繁に（毎月，毎週など）評価する．

■栄養状態の評価：以下の項目で診断する．
a) 食事評価（面談，献立記入）
b) BMI（目標≧23.0）
c) SGA（主観的包括的評価）
d) 身体測定：体重，皮下脂肪厚，上腕筋周囲径など
e) nPCR（normalized protein catabolic rate）：目標 1.0g/kg/ 標準体重 / 日以上
f) 血清アルブミン値（目標≧4.0g/dL），トランスサイレチン値（目標≧30mg/dL），血清トランスフェリン値（目標≧200mg/dL），血清 IGF-1 値（目標≧200ng/dL），CRP（できるだけ低値に），血清総コレステロール値（目標：正常域内にコントロール）
g) 技術的検査：生体インピーダンス法（BIA，生体の電機抵抗を利用し体脂肪量を測定），二重エネルギー X 線吸収法（DEXA，骨密度を測定）．

■ GNRI（geriatric nutritional risk index：高齢者栄養指標）も有用（II-5 参照）

3) 保存期・透析期CKD患者における代謝・栄養障害は，多岐にわたる（表3, 4）．これらの異常がある場合，低栄養や不適切な栄養療法の是正に加えて，原因となる病態の改善が必要となる．
4) たんぱく質摂取量は，安定した保存期ではMaroniの式から，無尿の透析期ではnPCR（normalized protein catabolic rate, 様々な式あり）から求める（II-3参照）．

表3■保存期CKD患者における栄養・代謝障害

①たんぱく質・アミノ酸分画異常	低たんぱく・低アルブミン血症（たんぱく尿による喪失）必須アミノ酸減少（特に分岐鎖アミノ酸）スレオニン・トリプトファン・リジン（必須アミノ酸）↓
②脂質異常 ・非ネフローゼ症候群 ・ネフローゼ症候群	TG ↑（リポたんぱくリパーゼ活性↓），HDL ↓，LDL → TG ↑，LDL ↑（低アルブミン血症→，VLDL ↑）
③電解質・酸塩基平衡・たんぱく代謝異常	高K血症，高P血症，低Ca血症，代謝性アシドーシス，高尿酸・高窒素血症
④耐糖能異常	高血糖，低血糖，評価困難
⑤貧血	腎性貧血（エリスロポエチン分泌不全），鉄・ビタミンC不足など
⑥ビタミン・微量元素欠乏	ビタミン $B_1/B_2/B_6$，ビタミンC，葉酸，ピリドキシン減少（K制限に伴う生野菜，果物不足），ビタミンD不足（活性化障害），ホモシスチン上昇，カルニチン欠乏，鉄・亜鉛・セレン・銅・マグネシウム欠乏

TG: 中性脂肪，HDL: high density lipoprotein, LDL: low density lipoprotein,
VLDL: very low density lipoprotein, K: カリウム，P: リン，Ca: カルシウム

表4■透析患者における栄養障害の主な原因（日本透析医学会，編．日本透析医学会専門医試験問題解説集．改訂第7版．2012. p.37-44）[8]

1. 栄養素（特に炭水化物）からのエネルギー摂取量不足．
2. 急性・慢性の炎症
3. 酸化ストレス，カルボニルストレス
4. 血液透析での異化的刺激（血液と透析膜の接触，エンドトキシン血中流入）
5. 代謝性アシドーシス
6. 透析排液への栄養素喪失
7. 腎不全による糖質・アミノ酸代謝異常
8. 透析量の不足
9. 基礎疾患（慢性心不全，糖尿病，加齢）

5) CKDでは，栄養摂取不足がなくとも，尿毒素蓄積や代謝性アシドーシス，炎症反応（後述）により，異化亢進・体たんぱく崩壊（protein degradation）が起こり，「メシを食っても肉が痩せる」状態が生じ得る．尿毒素，異化亢進，酸塩基平衡の評価を行い，必要に応じて是正をする（過剰なたんぱく摂取の改善，十分な透析，重曹投与など）ことが重要である．

6) CKDでは，低栄養・炎症・動脈硬化の3者が炎症性サイトカイン（TNF-α，IL-6など）を介して相互に悪循環を呈する MIA症候群（malnutrition inflammation atherosclerosis syndrome，III-7参照）が生じやすく[6]，栄養評価では必ず炎症の評価（GPS：Glasgow prognostic scoreなど，II-6参照）を行う．

7) 栄養介入後は定期的に栄養アセスメントを行い，栄養介入内容を適宜，調整する．CKD患者では，水・電解質・たんぱく質代謝・酸塩基平衡の調節機能が損なわれているため，漫然と同じ栄養介入を続けると，様々な障害（溢水・脱水，電解質異常，高窒素血症，代謝性アシドーシスなど）をきたすことが少なくない．

8) 必要エネルギー・たんぱく質量は体重（kg）あたりが基準となるため，適切な体重の設定が大切である．体重は，体格指数（BMI）＝22となる標準体重を基準とする．一般に，BMI＜18.5では痩せ・低栄養として積極的な栄養介入を要し，BMI＞25では肥満として減量を考慮する．ただし，CKDでは，メタボリック症候群による肥満，体液量の異常（浮腫，うっ血性心不全，脱水），サルコペニア（筋肉減少症）やフレイル（虚弱）（III-1，III-4参照）を生じやすいため，体重の設定は個々の病態・性別・年齢を考慮して決定する．

9) 透析患者では，残腎機能（尿量），ドライウェイト（DW：浮腫・心不全をきたさない透析後体重．血圧，胸部X線の心胸比，エコーの下大静脈径，生体インピーダンス法などで患者個々に設定），透析間体重増加（中2日でDWの5％未満，中1日でDWの3％未満が目安）を考慮して，エネルギー・たんぱく質摂取量，食塩摂取量を決定する．

表5 ■ 末期腎不全の食欲不振の原因

(磯﨑泰介, 他. In: 東口高志, 編. 重症患者と栄養管理 Q&A. 第3版. 東京: 総合医学社; 2012. p.187-96)[7] (日本透析医学会, 編. 日本透析医学会専門医試験問題解説集. 改訂第7版. 2012. p.37-44)[8]

- 尿毒症による消化器症状・味覚障害
- 透析前後の血圧変動（血液透析）
- 透析液貯留による腹部膨満（腹膜透析）
- 便秘（水分・カリウム制限，寝たきりなど）
- 糖尿病性胃腸症（蠕動低下，下痢など）
- うっ血性心不全，胸水，腹水
- 日常生活動作（ADL）低下
- 咀嚼・嚥下障害
- 発熱，痛み
- 透析不足（血液透析，腹膜透析）
- うつ状態（糖尿病，透析患者）
- 食欲抑制性ニューロペプチドホルモン貯留（レプチン，ニューロペプチドYなど）

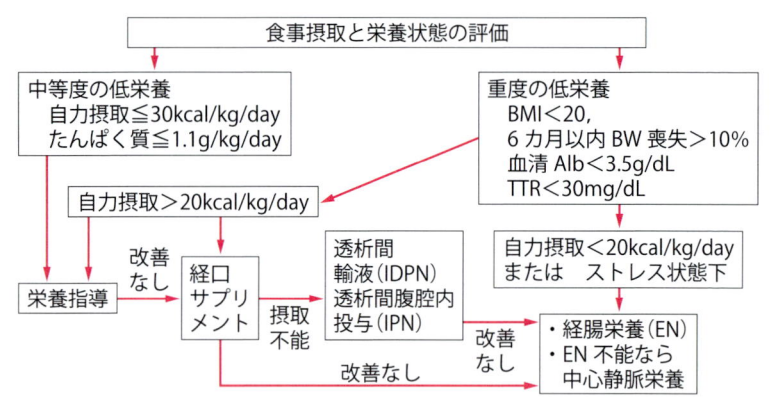

図1 ■ 低栄養透析患者への栄養サポート戦略

(磯﨑泰介, 他. In: 東口高志, 編. 重症患者と栄養管理 Q&A. 第3版. 東京: 総合医学社; 2012. p.187-96)[7] (日本透析医学会, 編. 日本透析医学会専門医試験問題解説集. 改訂第7版. 2012. p.37-44)[8] (Heng AH, et al. NDT Plus. 2010; 3: 109-17)[9]

10) 末期腎不全では，食欲不振をきたしやすく，栄養評価では食欲不振の程度と原因究明を行う（表5)[7,8].

11) 高齢CKD患者では，低栄養に陥りやすいため，あまり厳密な食事

制限は行わないほうが安全である．意図しない体重減少（1kg/月以上）ではエネルギー摂取量低下を疑う．多くの場合，200kcal/日程度の補食で体重は回復する．エネルギー不足を疑うサインは，「体重減少」「いつも食事のことを考えている」「寒冷や発熱がないのに寒がる」「元気がない」などである．高齢者は味覚低下を伴いやすく，厳しい食塩制限は食事摂取量低下の原因となる．摂食量低下時は，一時的な食塩制限の解除も重要である．

12）摂取エネルギー・たんぱく質量，体重，BMI，血清アルブミン値，トランスサイレチン（TTR）値などの栄養評価に基づく，低栄養透析患者への栄養サポート戦略を示す（図1）[7,9]．

■ 文献

1) 日本腎臓学会, 編. 慢性腎臓病に対する食事療法基準 2014 年版. 日腎会誌. 2014; 56: 553-99.
2) Forque D, Kalantar-Zadeh K, Kopple J, et al. A proposed nomenclature and diagnostic criteria for protein-energy wasting in acute and chronic kidney disease. Kidney Int. 2008; 73: 391-8.
3) Ikizler TP. Nutritional requirements in hemodialysis patients. In: Mitch WE, Ikizler TP, editors. Handbook of nutrition and the kidney. 6th ed, Lippincott Williams & Wilkins; 2009. p.177-95.
4) 鈴木由美子. 腎障害（透析）. In: 磯﨑泰介, 編. 臨床医のための栄養療法の進め方ノート. 東京: 羊土社; 2011. p.163-7.
5) 田北貴子, 熊谷裕通, 加藤明彦. 他. 透析患者診療のための診断基準・重症度スコア, 栄養評価（SGA）. 臨牀透析. 2008; 24: 822-4.
6) Stenvinkel P, Haimbürger O, Paultre F, et al. Strong association between malnutrition, inflammation, and atherosclerosis in chronic renal failure. Kidney Int. 1999; 55: 1899-911.
7) 磯﨑泰介, 鈴木由美子, 三﨑太郎, 他. 腎不全の代謝・栄養管理は？ In: 東口高志, 編. 重症患者と栄養管理Q&A. 第3版. 東京: 総合医学社; 2012. p.187-96.
8) 日本透析医学会, 編. 栄養・代謝障害. 日本透析医学会専門医試験問題解説集. 改訂第7版. 2012. p.37-44.
9) Hong AH, Heng AH, Cano NJ, et al. Nutritional problems in adult patients with stage 5 chronic kidney disease on dialysis（both hemodialysis and peritoneal dialysis）. NDT Plus. 2010; 3: 109-17.

〈磯﨑泰介〉

VI. 栄養介入

Question 2 CKD患者に対する食事療法基準2014年版が出ましたが，これまでの食事療法基準と変わった点はどんなことですか？

Answer

1) エネルギー摂取量は，基礎代謝基準値×標準体重×身体活動レベルによる算出方法から，25〜35kcal/kg標準体重/日で設定し臨床経過により調整する方法に変更された．

2) たんぱく質と食塩の摂取量は，ステージG1〜G3（G2）で尿たんぱく量により異なる基準を廃止し，推定糸球体濾過量（eGFR）によるGステージ分類だけで調整する方法に変更された．

3) 原疾患として糖尿病性腎症と非糖尿病CKDを区別せずに，一律の食事療法基準とされた．ただし，たんぱく質の摂取制限を強化するのは，非糖尿病CKDではステージG3bからであるが，糖尿病性腎症ではステージG4からでもよいことにされた．

4) 食塩の摂取量は，ステージと高血圧の有無にかかわらず6g/日未満とし，3g/日未満の過度な制限は推奨されなくなった．

5) 透析療法期（G5D）のエネルギー摂取量の下限値は引き上げられ，たんぱく質摂取量の下限値は引き下げられた．

6) 小児CKDの食事療法基準が確定された．

7) エネルギーとたんぱく質の摂取量の算出に標準体重を用いることには変わりがない．しかし，CKDにおける適正な体重について検討したところ，目標とする体重はBMIとして22を含む一定の範囲にある可能性が高かった．

慢性腎臓病（CKD）の食事療法は，運動療法とともに治療の基本である．食事療法が十分に実行されてはじめて，薬物療法や腎代替療法の有効な効果が得られる．日本腎臓学会は，CKDの食事療法を定期的に

表1 ■ 慢性腎臓病に対する食事療法基準 2014年版(保存期CKD)(日本腎臓学会. 慢性腎臓病に対する食事療法基準2014年版. 東京: 東京医学社; 2014)[1]

ステージ(GFR)	エネルギー (kcal/kgBW/日)	たんぱく質 (g/kgBW/日)	食塩 (g/日)	カリウム (mg/日)
ステージ1 (GFR≧90)	25〜35	過剰な摂取をしない	3≦ <6	制限なし
ステージ2 (GFR 60〜89)	25〜35	過剰な摂取をしない	3≦ <6	制限なし
ステージ3a (GFR 45〜59)	25〜35	0.8〜1.0	3≦ <6	制限なし
ステージ3b (GFR 30〜44)	25〜35	0.6〜0.8	3≦ <6	≦2,000
ステージ4 (GFR 15〜29)	25〜35	0.6〜0.8	3≦ <6	≦1,500
ステージ5 (GFR<15)	25〜35	0.6〜0.8	3≦ <6	≦1,500
5D (透析療法中)	別表			

注) エネルギーや栄養素は,適正な量を設定するために,合併する疾患(糖尿病,肥満など)のガイドラインなどを参照して病態に応じて調整する.性別,年齢,身体活動度などにより異なる.
注) 体重は基本的に標準体重(BMI=22)を用いる.

改訂しており,「慢性腎臓病に対する食事療法基準2014年版」[1](表1,3)は,同2007年版[2](表2,別表)を改訂したものである.

1) エネルギー摂取量は,2007年版において,日本人の食事摂取基準(2005年版)[3]の考え方,すなわち,基礎代謝量(基礎代謝基準値×基準体重)×身体活動レベルに準拠した算出方法が採用されていた.しかし,個々の患者に対応するために,使用する体重を基準体重(性,年齢階級別の中央値)から,BMI=22で規定される標準体重に変更されていた(表2).一般に,糖尿病や肥満の多い現在のCKDにおいては,基準体重の方が標準体重より大きい.さらに重要な点として,個々の患者における身体活動レベルを,具体的に算出する方法が明確ではないことから,日本人の食事摂取基準の算出方

表 2 ■ 慢性腎臓病に対する食事療法基準 2007 年版（保存期 CKD）（日本腎臓学会. 慢性腎臓病に対する食事療法基準 2007 年版. 日腎会誌. 2007; 49: 871-8)[2]

ステージ（病期）	エネルギー (kcal/kg/day)	たんぱく質 (g/kg/day)	食塩 (g/day)	カリウム (mg/day)
ステージ 1（GFR≧90） 　尿蛋白量 0.5g/day 未満（注 2） 　尿蛋白量 0.5g/day 以上	27〜39（注 1） 27〜39（注 1）	ad lib 0.8〜1.0	10 未満（注 3） 6 未満	
ステージ 2（GFR 60〜89） 　尿蛋白量 0.5g/day 未満（注 2） 　尿蛋白量 0.5g/day 以上	27〜39（注 1） 27〜39（注 1）	ad lib 0.8〜1.0	10 未満（注 3） 6 未満	
ステージ 3（GFR 30〜59） 　尿蛋白量 0.5g/day 未満（注 2） 　尿蛋白量 0.5g/day 以上	27〜39（注 1） 27〜39（注 1）	0.8〜1.0 0.6〜0.8	3 以上 6 未満 3 以上 6 未満	2,000 以下 2,000 以下
ステージ 4（GFR 15〜29）	27〜39（注 1）	0.6〜0.8	3 以上 6 未満	1,500 以下
ステージ 5（GFR＜15）	27〜39（注 1）	0.6〜0.8（注 4）	3 以上 6 未満	1,500 以下
ステージ 5D（透析療法中）	別表（血液透析，腹膜透析）に示す．			

kg：身長（m)^2×22 として算出した標準体重
GFR：糸球体濾過量（mL/min/1.73m^2）
ad lib：任意

注 1）厚生労働省策定の「日本人の食事摂取基準（2005 年版）」と同一とする．性別，年齢，身体活動レベルにより推定エネルギー必要量は異なる（別表に示す通り）．
注 2）蓄尿ができない場合は，随時尿での尿蛋白／クレアチニン比 0.5
注 3）高血圧の場合は 6 未満
注 4）0.5g/kg/day 以下の超低たんぱく食が透析導入遅延に有効との報告もある．

法に準拠しないことになった．なお，日本人の食事摂取基準（2015 年版）[4]でも，この算出方法は参考資料となり，代わって年齢階級別の目標とする BMI を達成するように，エネルギー摂取量を調整することになった．25〜35kcal/kg 標準体重／日は，糖尿病患者のエネルギー摂取量として広く使用されており，非糖尿病 CKD のエネルギー量として基本的に過不足がない．

2) たんぱく質の摂取量は，ステージ G1〜G3 において，0.5g/日の尿たんぱく量を境界として，増減する考え方であった．すなわち，尿たんぱく量がそれ以上の場合では，それ未満の場合より，たんぱく質の摂取制限を強化した．しかし，糖尿病および非糖尿病 CKD に

表2■ ［別表］年齢，性別，生活強度別にみた推定エネルギー必要量

(標準体重当たり)

	男性		女性	
	身体活動レベル		身体活動レベル	
	Ⅰ	Ⅱ	Ⅰ	Ⅱ
70以上（歳）	28	32	27	31
50〜69（歳）	32	37	31	36
30〜49（歳）	33	39	32	38
18〜29（歳）	36	42	35	41

注1）推定エネルギー必要量＝標準体重×表中に示す標準体重当たりエネルギー
　　標準体重は，身長（m）^{2}×22として算出
注2）身体活動レベル
　Ⅰ（低い）：生活の大部分が座位で，静的な活動が中心の場合
　　　　　　　基礎代謝量×1.5
　Ⅱ（普通）：座位中心の仕事だが，職場内での移動や立位での作業・接客など，あるいは通勤・買物・家事，軽いスポーツなどのいずれかを含む場合
　　　　　　　基礎代謝量×1.75
　　参考）平均年齢39±10歳の健常者139人の身体活動レベルは基礎代謝量×1.75±0.22であったとされている．大部分のCKD患者や高齢者での身体活動レベルはⅠ（基礎代謝量×1.5）と考えてよいであろう．
注3）肥満解消をめざす場合にはこれより少なく，るい瘦・低栄養の改善をめざす場合にはこれより多くする必要がある．摂取エネルギーの処方にあたっては，患者の体重変化を観察しながら適正量となっているかを経時的に評価しつつ調整を加える．
注4）脂質摂取のエネルギー比率は20〜25％とする．
注5）糖尿病性腎症に関しては別途検討中．

おいて，たんぱく質制限が尿たんぱく（アルブミン）量を改善するエビデンスが現時点では確立していないこと，また，この程度の尿たんぱく量は降圧薬などの影響で容易に変動しやすいことから，尿たんぱく量により摂取量を変更させる根拠は十分ではないと考えられた．

3）標準的な食事療法としてのたんぱく質の摂取量は，ステージG1〜G2では過剰な摂取をしない，G3aでは0.8〜1.0，G3b〜G5では0.6〜0.8g/kg標準体重/日とされた．ただし，エビデンスが相対的に少ない糖尿病性腎症においては，0.6〜0.8g/kg標準体重/日に強化するステージは，G3bでなくG4以降としてもよいことにされた．な

表3 ■ 慢性腎臓病に対する食事療法基準2014年版（透析療法期CKD）（日本腎臓学会. 慢性腎臓病に対する食事療法基準2014年版. 東京: 東京医学社; 2014）[1]

ステージ 5D	エネルギー (kcal/kgBW/日)	たんぱく質 (g/kgBW/日)	食塩 (g/日)	水分	カリウム (mg/日)	リン (mg/日)
血液透析 （週3回）	30～35 [注1, 2]	0.9～1.2 [注1]	<6 [注3]	できるだけ少なく	≤2,000	≤たんぱく質(g)×15
腹膜透析	30～35 [注1, 2, 4]	0.9～1.2 [注1]	PD除水量(L)×7.5＋尿量(L)×5	PD除水量＋尿量	制限なし [注5]	≤たんぱく質(g)×15

注1）体重は基本的に標準体重（BMI＝22）を用いる．
注2）性別，年齢，合併症，身体活動度により異なる．
注3）尿量，身体活動度，体格，栄養状態，透析間体重増加を考慮して適宜調整する．
注4）腹膜吸収ブドウ糖からのエネルギー分を差し引く．
注5）高カリウム血症を認める場合には血液透析同様に制限する．

お，諸外国では，ケト酸サプリメントを併用した厳格なたんぱく質制限（0.6g/kg/日未満）により，進行したCKDにおいて腎代替療法まで期間の延長や腎機能低下速度が抑制できたという報告がある．ケト酸サプリメントは，窒素を含まないアミノ酸代謝物であるケト酸を主体としたものであるが，国内では発売されていない．わが国では，サプリメントを使用せず，低たんぱく質特殊食品を積極的に使用した0.5g/kg標準体重/日以下の厳格なたんぱく質制限によって，ステージG5における腎機能が安定したという報告がある．現時点では特別な治療と考えられ，特殊食品の使用経験が豊富な腎臓専門医と管理栄養士による，継続的な患者指導のための整備された診療システムが不可欠である．

4) 食塩の摂取量も，ステージG1～G2において，0.5g/日の尿たんぱく量を境界として，増減する考え方であった．食塩摂取量の制限により，血圧が低下するだけではなく，腎機能低下と末期腎不全へのリスクが低下すること，あるいは尿たんぱくの減少することが報告されている．また，糖尿病や高血圧では，食塩摂取量とCVDや死亡のリスクとの関係には，Jカーブ現象があることも報告されている．食塩摂取量はステージにかかわらず6g/日未満（尿中ナトリウム排

泄量で 100mmol/ 日前後に相当する）が推奨された．また，CKD では腎のナトリウム保持能が低下しており，低ナトリウム血症の頻度は高ナトリウム血症のそれより高く，血清ナトリウム値と総死亡のリスクとの間には U 字型の関係があり，低ナトリウム血症では高ナトリウム血症と同様に総死亡のリスクが増加することが報告されている．さらに，1 型糖尿病では尿中ナトリウム排泄量がおおむね 50mmol/ 日（食塩換算で 2.9g/ 日）より少ない場合に，死亡率が上昇するという報告があることから，3g/ 日未満の過度の食塩制限は推奨されなくなった．なお，その制限はしていなくても，摂食量低下などの結果としての摂取不足になることを避ける，特に低血圧，利尿薬の使用，高齢者などでは注意が必要である．

5) **透析療法期（G5D）**では，エネルギー不足とならないように，保存期 CKD の食事療法基準から円滑に移行できるために，エネルギー摂取量の下限値は 30kcal/kg 標準体重 / 日に引き上げ，たんぱく質摂取量の下限値は 0.9g/kg 標準体重 / 日に引き下げられた．食塩，水分およびカリウムの摂取量は，血液透析と腹膜透析で基準量が異なるが，脚注に記載されているように個々の病態に応じて柔軟に調整することが重要である．

6) **小児 CKD の食事療法基準**は 2007 年版では（案）の状態であったが，主として日本人の食事摂取基準（2015 年版）に準拠して，エネルギーと各栄養素の推奨量が確定された．小児 CKD で特に重要な点は，たんぱく質の摂取制限は小児 CKD の進行抑制に対して十分なエビデンスがなく，成長障害のリスクともなり得るために，小児 CKD では行うべきではないという考え方である．

7) 腎疾患の食事療法で用いられる体重は，古来より実測体重であったが，1997 年から BMI＝22 で規定する標準体重が用いられるようになった．現時点でも，標準体重 kg 当たりのエネルギーとたんぱく質で摂取量を算出することには変更はない．しかし，各国の CKD ガイドラインで使用されている体重は，理想体重をはじめとして用語も定義も実にさまざまである．食事療法の文献を比較する際の盲点

の1つともいえる．最近の研究結果によれば，CKDで目標とするBMIの範囲は，尿たんぱくの有無，腎予後と生命予後のリスク，合併症の有無などによって異なると考えられる．現時点では，その範囲を数値で示すエビデンスは十分ではないが，BMI＝22を含む一定の範囲にある可能性が高い．

■ **文献**
1) 日本腎臓学会. 慢性腎臓病に対する食事療法基準 2014 年版. 東京: 東京医学社; 2014.
2) 日本腎臓学会. 慢性腎臓病に対する食事療法基準 2007 年版. 日腎会誌. 2007; 49: 871-8.
3) 厚生労働省. 日本人の食事摂取基準（2005 年版）. 厚生労働省; 2004.
4) 厚生労働省. 日本人の食事摂取基準（2015 年版）. 厚生労働省; 2014.

〈鈴木芳樹〉

VI. 栄養介入

Question 3 地中海食とはどんな食事ですか？また，CKD患者には有用ですか？

Answer
1) 地中海食は植物性食品を中心とした食事で，心血管病，がんなどの発症予防に有用である．
2) 地中海食をよく食べる地域住民は，CKDの発症が少ない．
3) 地中海食をよく食べるCKD患者は，腎機能の低下速度が遅く，生命予後がよい．

■ 1. 地中海食とは

地中海食とは，15のコホート研究を解析した7カ国研究（Seven Countries Study）で提唱され，心血管病の予防に理想的とされる食事であり，スペイン，イタリア，ギリシャなどの地中海沿岸諸国の料理をさす．

地中海食は，オリーブ油が多いこと以外は，DASH（dietary approach to stop hypertension）食とほぼ同じである．実際，高血圧のみならず，がん，虚血性心疾患，糖尿病，認知症などの発症予防に有効なことが示

表1 ■ 地中海食の定義 (Serra-Majem L, et al. Public Health Nutr. 2004; 7: 927-9[1] より改変)

1. 植物性食品（野菜，果物，パン，穀類製品，豆類，種実類）が豊富
2. 加工度は最小限とし，季節に応じて地元で作られた食材を使う
3. 通常のデザートは新鮮な果物を食べる．お祭りの日は，ナッツ類，オリーブ油，精製した砂糖または蜂蜜で作った菓子類を食べる
4. 油脂類は主にオリーブ油を使う
5. 少量から中等量の乳製品（主にチーズとヨーグルト）を食べる
6. 卵は週に4個未満とする
7. 赤身肉の使用は稀であり，少量とする
8. 食事中に適量の赤ワインを食事と一緒に飲む

表2 ■ 地中海食スコア（Trichopoulou A, et al. N Engl J Med. 2003; 348: 2599-608[2] より改変）

	食材	基準摂取量(g/day) 男性	基準摂取量(g/day) 女性	スコア
1	豆類	9.1	6.7	多い1点/少ない0点
2	穀物	177.7	139.7	多い1点/少ない0点
3	果物	362.5	356.3	多い1点/少ない0点
4	野菜	549.9	499.6	多い1点/少ない0点
5	魚介類	23.7	18.8	多い1点/少ない0点
6	オリーブ油（モノ不飽和脂肪酸/飽和脂肪酸比）	1.7	1.7	多い1点/少ない0点
7	肉類	120.8	89.8	少ない1点/多い0点
8	乳製品	196.7	191.1	少ない1点/多い0点
9	アルコール	10～50	5～25	基準内1点/基準外0点

されている．地中海食の代表的な定義を表1に示す[1]．

地中海食は，ギリシャ住民の食事内容でスコア化できる[2]．例えば，野菜，豆類，全粒穀類，果物，魚介類，オリーブ油（モノ不飽和脂肪酸/飽和脂肪酸比）が中間摂取量よりも多い場合は1点，少ない場合は0点とする．逆に，肉類，乳製品が中間摂取量より少ない場合は1点，多い場合を0点となる．アルコール摂取量は，男性10～50g/日，女性5～25g/日では1点，それ以外は0点とする．9点満点で評価し，点数が高いほど地中海食を摂取していると判断する．

■ 2. CKD患者における地中海食の効果

CKD患者が地中海食を摂取することにより，脂質異常症，脂質酸化ストレスマーカー，血清C反応性たんぱく（CRP）が改善する[3]．血清総ホモシステイン，リン，微量アルブミン尿の低下も観察されている[4]．

地中海食をよく摂取する高齢男性（平均年齢70歳）ではCKDの合併が少なく，生命予後もよい[5]．同様に，地中海食をよく摂取する一般住民では，CKDの発症リスクが低い[6]．

■ 3. 地中海食が有用な理由

❶代謝性アシドーシスの補正

CKDステージG3患者に対し，野菜や果物を積極的に摂取することにより，代謝性アシドーシスが補正され，腎機能低下速度は遅延する[7]．地中海食をよく摂取しているCKD患者は，尿中の総内因性酸算出量が低いことより[5]，アルカリ食（野菜や果物）の摂取が腎保護作用に寄与すると考えられる．

❷食物線維が多い

地中海食は全粒穀物や野菜が多いため，食物線維の摂取量が増える．地域居住男性では，食物繊維の摂取量が19.2g/日以上になると，腎機能が保持され，炎症反応が陽性（血清CRP≧0.3mg/dL）の頻度が減る[8]．

❸腸内細菌叢の改善（図1）

CKD患者では，腸内細菌は糖分解菌よりたんぱく質分解菌が増えやすい．そのため，粘膜透過性が変わり，bacterial translocationや炎症が惹起され，尿毒性物質（p-クレゾール，インドキシル硫酸）が産生されやすい．従来の西洋式食事は腸内細菌叢を乱すが，地中海食は糖分解菌を増やすことで乱れを是正する[9]．

❹炎症反応の改善

地中海食では炎症反応が改善する[3]．最近は，白ワイン（グラス2〜

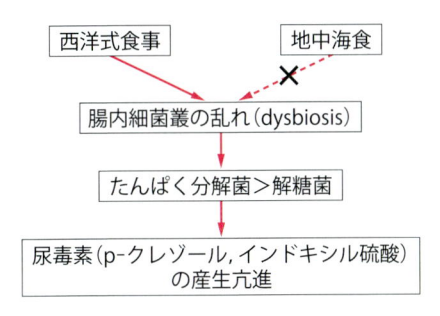

図1 ■ 地中海食による腸内細菌叢の乱れの是正

3杯/日）とオリーブ油を連日摂取することにより，CKD 患者の血清 CRP やインターロイキン-6 が低下することが観察されている[10]．

■ 文献

1) Serra-Majem L, Trichopoula A, Ngo de la Cruz J, et al. Does the definition of the Mediterranean diet need to be updated? Public Health Nutr. 2004; 7: 927-9.
2) Trichopoulou A, Costacou T, Bamia C, et al. Adherence to a Mediterranean diet and survival in a Greek population. N Engl J Med. 2003; 348: 2599-608.
3) Mekki K, Bouzidi-bekada N, Kaddous A, et al. Mediterranean diet improves dyslipidemia and biomarkers in chronic renal failure patients. Food Funct. 2010; 1: 10-5.
4) De Lorenzo A, Noce A, Bigioni M, et al. The effects of Italian Mediterranean organic diet (IMOD) on health status. Curr Pharm Des. 2010; 16: 814-24.
5) Huang X, Jiménez-Moleón JJ, Lindholm B, et al. Mediterranean diet, kidney function, and mortality in men with CKD. Clin J Am Soc Nephrol. 2013; 8: 1548-55.
6) Khatri M, Moon YP, Scameas N, et al. The association between a Mediterranean-style diet and kidney function in the Northern Manhattan Study Cohort. Clin J Am Soc Nephrol. 2014; 9: 1868-75.
7) Goraya N, Simoni J, Jo CH, et al. Treatment of metabolic acidosis in patients with stage 3 chronic kidney disease with fruits and vegetables or oral bicarbonate reduces urine angiotensinogen and preserves glomerular filtration rate. Kidney Int. 2014; 86: 1031-8.
8) Xu H, Huang X, Risérus U, et al. Dietary fiber, kidney function, inflammation, and mortality risk. Clin J Am Soc Nephrol. 2014; 9: 2104-10.
9) Montemurno E, Cosola C, Dalfino G, et al. What would you like to eat, Mr CKD microbiota? A Mediterranean diet, please! Kidney Blood Press Res. 2014; 39: 114-23.
10) Migliori M, Panichi V, de la Torre R, et al. Anti-inflammtory effects of white wine in CKD patients and healthy volunteers. Blood Purif. 2015; 39: 218-23.

〈加藤明彦〉

VI. 栄養介入

Question 4　CKD 患者で不足しやすいビタミンは何ですか？どう補給した方がよいですか？

Answer
1) 水溶性ビタミンは CKD 患者で不足しやすい．
2) 水溶性ビタミンは透析により除去されるため，透析患者には補充が勧められる．
3) 水溶性ビタミンの保存期腎不全，透析患者における推奨血中濃度に明確な基準はなく，補充により，心血管事故発生率や生命予後が改善するかどうかは不明である．

1. CKD で不足しやすいビタミン

CKD 患者において水溶性ビタミンは，食思不振，食事制限，吸収不良，尿毒素物質による代謝障害，透析による除去などで不足する[1,2]．血液透析（HD）患者に関して European Best Practice Guideline（EBPG）[3] では水溶性ビタミンの推奨補充量を提唱しているが（表1），

表1 ■ 維持血液透析患者に対する水溶性ビタミンの推奨投与量（EBPG より）（Fouque D, et al. Nephrol Dial Transplant. 2007; 22: ii45-87[3] より改変）

ビタミン	1日推奨投与量
B_1（チアミン）	1.1〜1.2mg
B_2（リボフラビン）	1.1〜1.3mg
B_3（ナイアシン）	14〜16mg
B_5（パントテン酸）	5mg
B_6（ピリドキシン）	10mg
B_7（ビオチン）	30μg
B_9（葉酸）	1mg
B_{12}（コバラミン）	2.4μg
C（アスコルビン酸）	75〜90mg

水溶性ビタミンの推奨血中濃度に明確な基準はない．水溶性ビタミン補充を受けている HD 患者は，受けていない患者と比較し死亡率が 16% 低いという報告がある[4]．しかし，水溶性ビタミン補充により，死亡や心血管事故発生率が改善するかどうかは明らかでない．ラットの CKD モデル動物において腸管，心，肝，脳でビタミン B_1，B_9 のトランスポーターの発現は低下しており[5]，血中濃度だけでなく機能的な欠乏も検討されるべきかもしれない．

■ 2. ビタミン B_1（チアミン），B_2（リボフラビン），B_3（ナイアシン），B_5（パントテン酸），B_7（ビオチン）

ビタミン B_1 は糖代謝関連酵素の補酵素であり，生体内のエネルギー産生に不可欠である．欠乏により乳酸アシドーシス，末梢神経障害，うっ血性心不全（脚気心），Wernicke 脳症をきたす[6]．透析患者におけるビタミン B_1 欠乏症は，これまでも報告があり，原因不明の心不全や，意識障害時には鑑別疾患として考える必要がある．

ビタミン B_2 はエネルギー代謝に関与し，欠乏により口角炎や舌炎をきたす．保存期腎不全患者 8% に欠乏し[7]，HD 患者における欠乏はまれとされている．ビタミン B_3 は炭水化物，たんぱく質，脂肪酸の合成に重要でエネルギー代謝に関与し，欠乏によりこれまで HD 患者での報告はないがペラグラ（光線過敏，消化器症状，重篤な場合致死的）が発症する．ビタミン B_5 は補酵素 A を構成し，たんぱく，炭水化物，脂質合成に関与する．欠乏はまれであるが EBPG は少量の補充を推奨している[3]．ビタミン B_7 はカルボキシラーゼ反応の補酵素として働く．卵白に多量に含まれるアビジンとビタミン B_7 は強く結合し，卵白の多量摂取で欠乏をきたす．CKD 患者における欠乏症の報告はまれである[2]．

■ 3. ビタミン B_6（ピリドキシン，ピリドキサール，ピリドキサミン，ピリドキシン塩酸塩），B_9（葉酸），B_{12}（コバラミン）

ビタミン B_6 は 140 以上の酵素反応，赤血球産生，ホモシステイン代謝，遺伝子発現，ヒスタミン合成に関与する．欠乏症状として，大球性貧血，脱力，興奮，不眠などがある．B_9（葉酸）は核酸，アミノ酸合

成に関与し，欠乏により巨赤芽球性貧血をきたす．ビタミン B_{12} は細胞内代謝（DNA，脂肪酸の合成）に関与している．欠乏症状として悪性貧血（巨赤芽球性貧血），認知機能低下，亜急性連合性脊髄変性症があり，血中ビタミン B_{12} 濃度高値は前立腺がんの発症リスクとなる[2]．

4. ホモシステインとビタミン B_6, B_9, B_{12}

　ホモシステインはアテローム性動脈硬化に強く関連するアミノ酸である．ホモシステインはビタミン B_6 によりシステインへ，ビタミン B_9, B_{12} によりメチオニンに変換される．これらのビタミンの投与により血中ホモシステイン値を下げ，心血管事故発生率や生命予後が改善するかどうかの検討が，これまで数多く行われた．CKD 患者におけるこれらの研究のメタ解析では，無効であるとするもの（11 研究，4,389 名を解析）[8]と有効であるとするもの（9 研究，8,234 名を解析）[9]が発表されている．

5. ビタミン C（アスコルビン酸）

　ビタミン C はコラーゲン産生経路に関与し，強力な抗酸化作用をもつ．欠乏による壊血病（皮膚症状，創傷治癒の遅延，免疫力低下）がよく知られている．HD 患者における機能的鉄欠乏や，筋痙攣，レストレスレッグス症候群に対するビタミン C 効果が報告されているが，長期使用の安全性は確認されていない[2]．HD 患者において，ビタミン C 投与による抗酸化作用について検討した複数の研究のメタ解析では，ビタミン C の明らかな抗酸化作用，有用性は証明されなかった[10]．

■ 文献

1) 加藤明彦. 腎不全におけるサプリメントの適応と注意点. 臨牀透析. 2008; 24: 1729-36.
2) Clase CM, Ki V, Holden RM. Water-soluble vitamins in people with low glomerular filtration rate or on dialysis: A Review. Semin Dial. 2013; 26: 546-67.
3) Fouque D, Vennegoor M, Ter Wee P, et al. EBPG Guideline on nutrition. Nephrol Dial Transplant. 2007; 22: ii45-87.
4) Andreucci VE, Fissell RB, Bragg-Gresham JL, et al. Dialysis Outcomes and Practice Patterns Study（DOPPS）data on medications in hemodialysis pa-

tients. Am J Kidney Dis. 2004; 44: 61-7.
5) Bukhari FJ, Moradi H, Gollapudi P, et al. Effect of chronic kidney disease on the expression of thiamin and folic acid transporters. Nephrol Dial Transplant. 2011; 26: 2137-44.
6) 高野橋誓子, 宇山聡子, 島崎めぐみ, 他. 四肢脱力を主訴に入院後, 重症心不全を合併し血液透析を要した急性腎不全の1例. 臨牀透析. 2015; 31: 341-6.
7) Steiber AL, Kopple JD. Vitamin status and needs for people with stages 3-5 chronic kidney disease. J Ren Nutr. 2011; 21: 355-68.
8) Jardine MJ, Kang A, Zoungas S, et al. The effect of folic acid based homocysteine lowering on cardiovascular events in people with kidney disease: systematic review and meta-analysis. BMJ. 2012; 344: e3533.
9) Qin X, Huo Y, Xie D, et al. Homocysteine-lowering therapy with folic acid is effective in cardiovascular disease prevention in patients with kidney disease: a meta-analysis of randomized controlled trials. Clin Nutr. 2013; 32: 722-7.
10) Coombes JS, Fassett RG. Antioxidant therapy in hemodialysis patients: a systematic review. Kidney Int. 2012; 81: 233-46.

〈戸川 証〉

VI. 栄養介入

Question 5　CKD患者で不足しやすい鉄以外の微量元素は何ですか？どう補給すればよいですか？

Answer

1) 微量元素は生体内にごく微量に存在し，物質代謝に密接に関与している．生体内では合成されず，欠乏時には様々な臨床症状が観察される．
2) CKDでは，腎機能の低下により排泄されるべき微量元素が蓄積しやすく過剰になりやすい．たんぱくに結合していない遊離した元素は透析療法による除去や，経口摂取困難の際には欠乏が問題となる．
3) 血液透析（hemodialysis: HD）患者では，微量元素の亜鉛（Zn），セレン（Se），マンガン（Mn）の血液濃度が低下している．栄養学的に問題となるのはZnである．
4) 臨床的に欠乏が疑われた際は，補給を考慮する．

■ 1. 微量元素とは[1]

生体組織にきわめて微量にしか存在しない，生命維持のために欠くことのできない無機元素である．一般には，①生体内の含有量が1mg/kg以下，あるいは，鉄と等量かそれ以下，②組織中濃度が1ppmレベル以下，③1日必要量が100mg以下の元素を示している．鉄（Fe），銅（Cu），亜鉛（Zn），マンガン（Mn），ヨウ素（I），コバルト（Co），モリブデン（Mo），クローム（Cr），セレン（Se），スズ（Pb）の10種類である．

■ 2. CKDにおける微量元素

微量元素は腎臓から排泄されるものが多い．したがって，腎機能低下を伴うCKD患者では，微量元素が蓄積し過剰となりやすいが，たんぱ

くに結合していない遊離した元素は，血液透析や腹膜透析により除去される．HD 患者の血液中の微量元素量を健常者と比較したメタ解析で，① Zn，② Se，③ Mn の血液濃度が低いことが報告されている[2,3]．HD 患者の Cu 濃度は一般に高値であるが，Zn を含有する胃粘膜保護薬の投与から，Cu 欠乏（Zn の吸収と Cu は拮抗するため）により，汎血球減少や ESA 療法に低反応例が報告され[4]，注意が喚起されている．

■ 3. 微量元素の生理作用[5]

　微量元素はビタミンと同じように，わずかな量で生体内の代謝に密接に関与している．特に亜鉛は 300 種類以上の金属酵素，あるいは補酵素として，糖代謝，アミノ酸代謝，脂質代謝に関与し，細胞の DNA や RNA，たんぱく合成にも重要な役割を担っている．HD 患者において血液濃度の低い，① Zn，② Se，③ Mn に由来するたんぱく質，酵素の機能を表 1 に示す．

表 1 ■ HD 患者で血液濃度の低下する Zn, Se, Mn に由来するたんぱく質・酵素機能と欠乏症状（木邑道夫．薬局 [Internet]．2004 [cited 2016 Jan 15]; 55: 1347-51[5] より一部改変）

	たんぱく質・酵素	機能	欠乏症状
Zn	300 以上の亜鉛酵素の触媒的役割 RNA ポリメラーゼ DNA ポリメラーゼ 炭酸脱水素酵素 アルカリホスファターゼ カルボキシペプチダーゼ アルコール脱水素酵素	たんぱく代謝 脂質代謝 糖代謝 骨代謝 細胞分裂・核酸代謝 各種酵素補因子	脂漏性皮膚炎 口内炎，舌炎，脱毛 味覚障害，嗅覚障害 腸粘膜障害による下痢 生殖機能障害 免疫能低下 成長障害
Se	グルタチオンペルオキシダーゼ チトクロム（筋） 水銀毒性拮抗	細胞内過酸化物の分解 グルタチオン酸化	下肢筋肉痛，溶血性貧血 心筋症（心筋細胞壊死・線維化） 免疫能低下
Mn	アルギナーゼ ピルビン酸カルボキシラーゼ スーパーオキサイドジスムターゼ グルコシルトランスフェラーゼ 多くの酵素を活性化	たんぱく代謝 脂肪酸代謝 糖代謝 骨代謝 生殖能 免疫能 酸化的リン酸化	成長障害 毛髪赤色化，皮膚炎 生殖機能異常 中枢神経系異常 耐糖能障害 貧血

■ 4. 微量元素の欠乏による臨床症状[5]

①Zn，②Se，③Mn の欠乏症状を表1に示す．特に問題となるのは Zn で，不足による味覚・嗅覚障害によって食事摂取量が低下する恐れがある．Se 濃度が低い HD 患者は，心血管合併症が多いとされている．Mn 欠乏として神経・骨格筋障害の懸念がある．

■ 5. 摂取量の目安

①Zn，②Se，③Mn の日本人の食事摂取基準（2015年度版）と，EBPG（European Best Practice Guideline）の栄養ガイドライン[6]による HD 患者における推奨摂取量を表2に示す．

■ 6. 補給方法（表3）[7]

CKD（特に HD）患者で，微量元素の欠乏頻度は高くないが，不足時における対応の知識は不可欠である．

① Zn：基本輸液剤には添加され，微量元素製剤（商品名エレメンミックなど）にも含まれる．胃潰瘍治療薬のポラプレジンクは Zn 欠乏に有効である．経腸栄養剤や補助食品にも Zn は配合されている．

② Se：輸液剤や微量元素製剤には配合されていない．最近の経腸栄養

表2 ■ HD 患者で血液濃度の低下する Zn, Se, Mn の推奨摂取量

		Zn (mg/day)	Se (μg/dL)	Mn (mg/day)
日本人食事摂取基準男性	推定平均必要量 推奨量 耐用上限量	8 10 40〜45	25 30〜35 400〜480	4 11
日本人食事摂取基準女性	推定平均必要量 推奨量 耐用上限量	6 7〜8 35	30 25 250〜300	3.5 11
血液透析患者（EBPG）男性		10〜15 [*1]	55 [*2]	記載なし
血液透析患者（EBPG）女性		8〜12 [*1]	55 [*2]	記載なし

[*1] 欠乏時には 50mg/日を 3〜6 カ月補充
[*2] 欠乏時には 3〜6 カ月補充

表3 ■ 経腸栄養剤と補助食品でのZn, Se, Mn含有量（川崎医科大学附属病院栄養部 橋本誠子先生作成）

製品名	メーカー	容量	Zn mg	Se μg	Mn mg	備考
経腸栄養剤（成分は100mLあたり）						
リーナレンMP	明治	200mL	2.4	14.4	0.37	腎不全用 低リン 低カリウム
レナジー-U	クリニコ	200mL	1.5	4.5	0.27	腎不全用
レナジー-bit	クリニコ	125mL	2.4	4.8	−	腎不全用
レナA	テルモ	125mL	0.04	−	0.009	腎不全用
補助食品　ビタミン・ミネラル強化飲料（成分は100mLあたり）						
一挙千菜	フードケア	125mL	8.8	48.8	0.88	
テゾン	テルモ	125mL	3.2	16	1	
メイバランスビタジクス	明治	125mL	6.4	20	0.06	
ブイクレス	ニュートリー	125mL	15	40	−	
JuiciO	三和化学	125mL	2.4	8	1	
補助食品　ゼリータイプ（成分は1ヶあたり）						
ブイクレス　ハイプチゼリー	ニュートリー	23g/ヶ	4	17	−	
プロキュア プチプリン	日清オイリオ	40g/ヶ	7	−	−	
メイバランスたんぱくゼリー	明治	58g/ヶ	7	30	−	
アイオールソフト	ニュートリー	77g/ヶ	2	4.5	−	
ブイクレスゼリーブリックタイプ	ニュートリー	214g/ヶ	24	100		

剤や補助食品には含まれている．

③Mn：一部の中心静脈栄養剤（商品名トリパレン）や微量元素製剤（商品名エレメンミックなど），経腸栄養剤や補助食品に含まれている．

■ **文献**

1) 近藤大介. 新たに検討すべき透析患者の薬剤使用法. 透析患者において使用上注意が必要な薬剤. ビタミン・微量元素. Mod Physician [Internet]. 2012

[cited 2016 Jan 15]; 32: 474-80. Available from: http://search.jamas.or.jp/link/ui/2012182376
2) Tonelli M, Wiebe N, Hemmelgarn B, et al. Trace elements in hemodialysis patients: a systematic review and meta-analysis. BMC Med. 2009; 7: 25.
3) Rucker D, Thadhani R, Tonelli M. Trace element status in hemodialysis patients. Semin Dial. 2010; 23: 389-95.
4) 内田篤志, 藤本壮八, 西崎哲一, 他. 後天性銅欠乏症に伴う汎血球減少を呈し, ココア摂取で血球系の改善を認めた血液透析患者の一例. 日本透析医学会雑誌 [Internet]. 2015 [cited 2016 Jan 15]; 48 (Suppl. 1): 611. Available from: http://search.jamas.or.jp/link/ui/2015364818
5) 木邑道夫. 輸液製剤の適正使用. 輸液製剤の使い方. 微量元素製剤. 薬局 [Internet]. 2004 [cited 2016 Jan 15]; 55: 1347-51. Available from: http://search.jamas.or.jp/link/ui/2004129693
6) Fouque D, Vennegoor M, Ter Wee P, et al. EBPG Guideline on Nutrition. Nephrol Dial Transplant [Internet]. 2007; 22 (Suppl 2): ii45-87. Available from: http://ndt.oxfordjournals.org/cgi/doi/10.1093/ndt/gfm020
7) 加藤明彦. 腎不全医療における栄養管理の基礎知識「語句の違いあれこれ」解説シリーズ　微量元素/ミネラル/電解質「亜鉛 (Zn)」. 臨床透析 [Internet]. 2011 [cited 2016 Jan 15]; 27: 1632-5. Available from: http://search.jamas.or.jp/link/ui/2012084019

〈佐々木 環　柏原直樹〉

VI. 栄養介入

Question 6: CKD 患者における天然型ビタミン D の投与法と効果を教えてください

Answer

1) 天然型ビタミン D（植物性のビタミン D_2：ergocalciferol）は食物から摂取されるのに加えて紫外線の作用で皮下組織において生成される（動物性食品由来のビタミン D_3：cholecalciferol）2 種類に大別され，一般に経口摂取のみでは不足する．
2) ビタミン D の主な供給源となる食品は魚類やきのこなどである．日常生活では魚類からの摂取量が大きく影響していると考えられる．
3) 食品としてビタミン D を摂取しても慢性腎臓病（CKD）症例では，低下した腎機能のため活性型ビタミン D への変換量が不足し，効果が十分に発揮されない可能性がある．そのため活性型ビタミン D 製剤は古くから服用されている．

1. ビタミン D の代謝経路・作用

体内のビタミン D は肝臓へ運搬され，肝細胞で 25 位水酸化酵素により 25 水酸化ビタミン D〔25(OH)D〕に代謝される．このビタミン D はビタミン D 結合タンパク（vitamin D-binding protein：DBP）と結合して血中に存在する．その後，腎臓において糸球体で濾過されたのち 25(OH)D は，近位尿細管細胞に取り込まれ，1α 位水酸化酵素により活性型ビタミン D である 1α,25 ジヒドロキシビタミン D〔1α,25 (OH)$_2$D〕に変換される．この 1α,25(OH)$_2$D の受容体（VDR）は腎臓以外の副甲状腺・骨・膵臓・脳など様々な組織において発現し，それぞれの組織において効果を発現している．活性型ビタミン D は単に骨ミネラル代謝関連臓器のみではなく，様々な臓器において局所的な生理

作用を発揮し，CKDによりビタミンD代謝異常や作用不足が生じると，CKD-mineral and bone disorder（CKD-MBD）に包括される様々な病態を発症・進展させる可能性があると考えられている．

■ 2. 天然型ビタミンDの補充

活性型ビタミンDは薬剤であるが，天然型ビタミンDは栄養素の一員としてのビタミンである．そのため，特定疾患の治療を行う目的以外はビタミンD不足の解消を目標とした天然型ビタミンDの活用が推奨される．血液中のビタミンDの充足は25水酸化ビタミンD〔25(OH)D〕の血中濃度で評価され，その値の低下はCKD症例においてしばしば認められ，心血管リスク増加と関連することが明らかにされている．また，天然型ビタミンDは脂溶性であり，大量投与に伴い体内の脂肪に蓄積され血中濃度が維持されるため，間歇的な大量投与も可能であり，通常推奨摂取量の1日400～800単位（10～20μg）程度の摂取のみでは十分な血中〔25(OH)D〕濃度の上昇と維持が困難な例に対しては，大量間歇投与が優れている可能性が示唆されている．

KDIGO（国際腎臓病予後改善委員会）ガイドラインでは，CKD stage 3～5の症例においては血清25(OH)D濃度の定期的な測定をすすめているものの，具体的な治療目標や補充量については記載はなされて

表1 ■ CKD stage 3，4のビタミンD欠乏・不足に対するergocalciferolの推奨補給量

血清25(OH)D値（ng/mL）	定義	ergocalciferol投与量	投与期間	
<5	重度のビタミンD欠乏症	5万IU/週を12週間経口投与，その後は月1回投与	6カ月	6カ月後に25(OH)D値を測定
		50万IUを単回筋注		患者の服薬アドヒアランスを確認，6カ月時に25(OH)Dを測定
5～15	軽度のビタミンD欠乏症	5万IU/週を4週間経口投与，その後は5万IU/月を経口投与	6カ月	6カ月後に25(OH)Dを測定
16～30	ビタミンD不足	5万IU/月を経口投与	6カ月	

いない．一方のK/DOQI（米国腎臓財団提唱の腎臓病予後改善対策）ガイドラインではCKD stage 3, 4の症例では血清25(OH)D濃度が30ng/mL未満の場合は，ergocalciferol（ビタミンD_2）の補充を開始すべきであると推奨している（表1）．CKD症例における血清25(OH)D低値つまり天然型ビタミンD不足は，総死亡リスクの上昇と有意な相関を示すことが報告されている[1]．特に，非透析CKD症例では，eGFR 30mL/min/1.73m^2以下になると血清25(OH)Dが有意に低値となることが報告されており，活性型ビタミンD濃度とは独立して予後に関連することが示されている[2]．

3. ビタミンD製剤の臨床効果

CKD症例は，高頻度にビタミンD不足をきたしており，CKD-MBDの発症・進展に関与している．現在，活性型ビタミンD製剤は，一般的には腎機能低下に伴うビタミンD活性化障害による腸管からのCa吸収減少に伴う低Ca血症や二次性副甲状腺機能亢進症（SHPT）に対して適応となる．活性型ビタミンD製剤はVDRに結合してから作用するために VDR作動薬（VDR activator: VDRA）とよばれている．VDRAは血中Ca濃度の是正を介して，副甲状腺の抑制や骨量の増加が期待できるが，CKD症例ではCa含有P吸着薬の使用や透析症例であれば透析液からのCa流入により，Ca負荷の増大をきたす可能性があり注意を要する．近年，VDRAと同様に天然型ビタミンDについてもアルブミン尿の減少[3]や左室肥大の軽減[4]などの臓器保護効果が報告されているが，詳細な機序については明らかではない．

文献

1) Piiz S, Iodice S, Zittlermann A, et al. Vitamin D status and mortality risk in CKD: A Meta-analysis of prospective studies. Am J Kidney Dis.2011; 58: 374-82.
2) Dobnig H, Pilz S, Scharnagl H, et al. Independent association of low serum 25-hydroxyvitamin D and 1,25-dihydroxyvitamin D levels with all-cause and cardiovascular mortality. Arch Intern Med.2008; 168: 1340-9.
3) Kim MJ, Frankell AH, Donaldson M, et al. Oral cholecalciferol decreases

albuminuria and urinary TGF-β1 in patients with type 2 diabetic nephropathy on established renin–angiotensin–aldosterone system inhibition. Kidney Int. 2011; 80: 851–60.
4) Nucharles S, Barberato SH, Stinghen AE, et al. Impact of cholecalciferol treatment on biomarkers of inflammation and myocardial structure in hemodialysis patients without hyperparathyroidism. J Ren Nutr. 2012; 22: 284-91.

〈入谷 敦　森本茂人〉

VI. 栄養介入

Question 7 CKD 患者ではカルニチンの投与によってどういった効果が期待されますか？

Answer

1) カルニチンは，肉や乳製品などに多く含まれており，長鎖脂肪酸を基質としたエネルギー産生に必須である．たんぱく制限によるカルニチン摂取不足，腎での合成能低下に加え，血液透析患者では血液透析による除去，腹膜透析患者では排液中への除去によりカルニチンが慢性的に欠乏することが知られている．保存期 CKD 患者では末期まで循環血液中のカルニチン濃度は保たれている．

2) 透析患者においてカルニチンが欠乏すると，エリスロポエチン抵抗性貧血，下肢のつりなどの骨格筋症状，心機能障害，運動耐用能低下などの臨床症状を呈する．

3) 主な L-カルニチンの補充は経口と静脈投与である．透析液中に補充する方法も報告されている．

4) 透析患者において L-カルニチンを投与すると，上記症状の改善が報告されているが，新しい知見として透析患者における加齢男性性腺機能低下症候群（LOH 症候群）や，抑うつ状態に対する効果が期待される．

■ 1. CKD 患者におけるカルニチン欠乏

カルニチンは自然界に存在する 161Da のアミノ酸様物質であり，長鎖脂肪酸をミトコンドリア内へ輸送し，β 酸化を介してエネルギー産生に寄与する．カルニチンは 75％が食事から摂取され，残りの 25％が肝・腎，脳で合成される．95％が骨格筋や心筋に存在し，腎臓から排泄される．骨格筋には血液中の 70 倍もの濃度でカルニチンがプールされて

いる．腎機能が低下している保存期の腎不全患者では，たんぱく制限によりカルニチンの経口摂取は低下するものの，腎臓からの排泄が低下するため，透析患者のような極度なカルニチン欠乏状態はみられない．血液透析患者は，上述のようにカルニチンの分子量がクレアチニンと同程度であることから，ダイアライザーから喪失が繰り返され，骨格筋のカルニチンプールが徐々に減少する．我々は，血液透析患者におけるカルニチン値分布を検討したところ，カルニチンが正常値であった患者の割合は，総カルニチン値（＞50μmol/L）で判断した場合14％，遊離カルニチン値（＞40μmol/L）で判断した場合2％と，ほとんどの血液透析患者はカルニチン欠乏状態であるということが判明した[1]．これらカルニチン分画は透析2日空きの測定結果であり，最も血中濃度が高い時点である．よって透析後のカルニチン濃度はさらに低くなり，ほぼ全例で血中カルニチン濃度が低下する．さらに透析期間とカルニチン濃度との関係を検討したところ，透析期間が長いほど遊離カルニチン濃度は低下しており，血液透析を導入して約2年間で血中カルニチンは低下し，定常状態に達することが明らかになった（図1）．骨格筋におけるカルニチン濃度も，血中と同様にカルニチンが早期から減少することから，導入して早い時期からカルニチン補充が必要である可能性が示唆される．

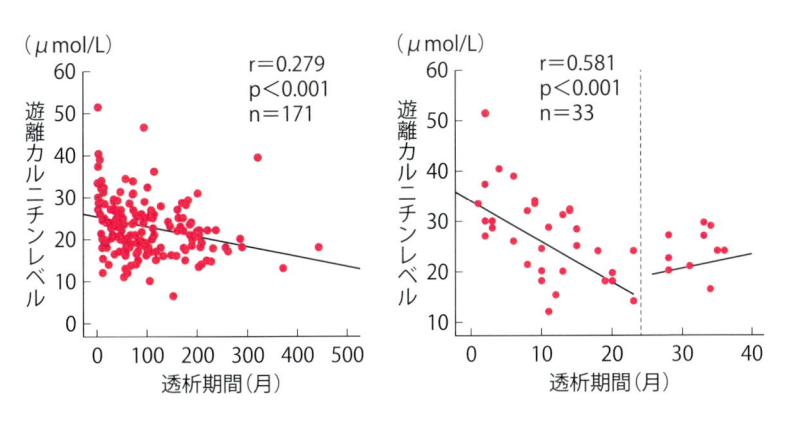

図1 ■ 血液透析期間と遊離カルニチンレベルとの関係

■ 2. カルニチン投与における血中カルニチン分画の動態

　現在日本では，L-カルニチンの補充に対する薬剤として，経口剤の「エルカルチン錠®, (100mg, 300mg)」「エルカルチンFF錠® (250mg)」内服液の「エルカルチンFF内用液® 10% 10mL 1,000mg」，注射剤の「注射用エルカルチン静注1,000mg®」が上市されており，「カルニチン欠乏症」に保険適応がある．投与期間についての決まりはないが，3～6カ月投与し，客観的な指標のもとにその効果を判定し，投与継続を判断する．

　血液透析患者における経口投与は通常1回300mg，1日3回であり，投与後の透析前血中遊離カルニチン濃度は150μmol/L程度まで上昇し，透析終了時には基準値程度に収まる．静脈内投与の場合は通常透析後に1,000mgを週3回投与するが，内服900mgと比較しても透析前後ともにかなり高い遊離カルニチン濃度を維持することができる．さらに患者のアドヒアランス，医療経済的な問題などを考慮すると，血液透析患者においては，静脈内投与が望ましいと考えられる．筆者らはL-カルニチンを1年間900mg/日経口投与されている血液透析患者を透析後静脈内投与1,000mgに切り替え，血中カルニチン濃度と遊離脂肪酸の推移を検討したところ，透析後10分にて遊離カルニチン濃度が800μmol/Lに上昇し，2日空きの透析前でも200μmol/Lの血中濃度を維持することを見出した．さらに，切り替えにより血中遊離脂肪酸濃度が有意に低下することから，より効率的にエネルギー産生に使用された可能性や，内皮機能障害に関与する遊離脂肪酸が低下したことなどを考慮すると，静脈内投与の有用性が示唆される[2]．

■ 3. 透析患者におけるカルニチン投与の有用性

　透析患者の生命予後は，健常人の半分にも満たず，特に心血管病（cardiovascular disease：CVD）による死亡リスクは健常人の10～30倍高いとされている．透析患者におけるCVDリスクには，加齢や喫煙，高血圧や糖尿病などの古典的な危険因子に加え，二次性副甲状腺機能亢進症におけるカルシウム，リン代謝異常や，透析患者特有の炎症・栄養障害・動脈硬化症の悪循環，いわゆるmalnutrition-inflammation-atherosclerosis（MIA）症候群があり，それぞれが透析合併症発症に深く関与している．近年，MIA症候群発症進展機序の一端に透析により失われるカルニチンが重要ではないかと考えている．一方，血液透析患者において酸化ストレスは著明に亢進しており，動脈硬化やCVD進展などの病態に密接に関与している．終末糖化産物（advanced glycation end products：AGEs）は長期透析により組織に蓄積し，酸化ストレス惹起を介して老化や動脈硬化を促進する物質として注目されているが，カルニチン欠乏が酸化ストレスと密接に関与していること，カルニチンのAGEs形成阻害作用の可能性等から，筆者らは129人の血液透析患者においてカルニチン値と組織AGEsレベル（AF）との関連を検討した．興味深いことにカルニチン値が低いほど組織AGEsレベルが高値であり，カルニチン値は組織AGEsレベルの独立した規定因子であった．カルニチン欠乏による酸化ストレス亢進が，組織AGEs蓄積を惹起している可能性が示唆される．また血液透析患者に対してL-カルニチン900mg経口投与を行ったところ，組織AGEsレベルが減少することを見出した[3]．血液透析患者においてはカルニチン欠乏が酸化ストレス亢進に深く関連している可能性があり，L-カルニチン補充療法による酸

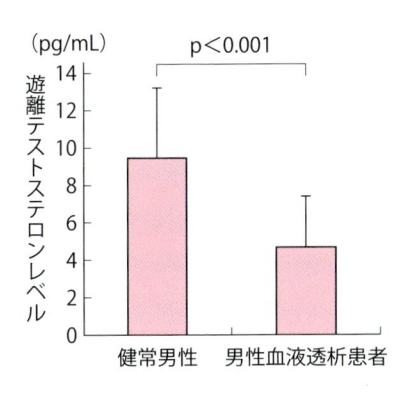

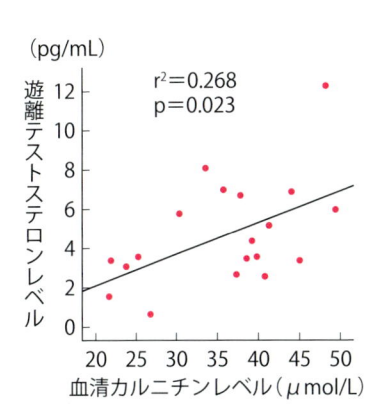

図2 ■ 血液透析患者における遊離テストステロンレベルとカルニチンとの関連
(Sakai K, et al. Rejuvenation Res. 2013; 16: 200-5)

化ストレス軽減が，組織AGEs蓄積に抑制的に働く可能性を示した．以上より血液透析患者におけるL-カルニチン投与は抗酸化作用を発揮し，のちの動脈硬化進展やCVD発症を抑制しうる可能性がある[4]．

さらに筆者らは，男性血液透析患者におけるカルニチン欠乏症がLOH症候群や抑うつ状態の程度と関連することを見出している[5]．実際，血液透析患者において，遊離テストステロンレベルは健常者と比較し有意に低下していること，遊離カルニチンレベルが低いほど遊離テストステロンレベルは低値を示し，性腺機能の重症度と負に相関することを見出した（図2）．さらに，血中遊離カルニチンレベルは抑うつ状態の指標であるself-rating depression scaleと負の相関がみられることから，カルニチン欠乏が抑うつ状態に関連している可能性が示唆される．LOH症候群や抑うつ状態はCVDイベント発症に関与することから，今後はLOH症候群・抑うつ状態を呈する血液透析患者に対するカルニチン補充療法が，患者のQOL改善に寄与するか否かについての前向き研究が必要と考えられる．

■ **文献**

1) 深水　圭, 奥田誠也. 血液透析患者におけるカルニチン欠乏と酸化ストレス-AGEs軽減作用への期待-. 透析ネクスト. 2014; 17: 13-20.
2) Fukami K, Yamagishi S, Sakai K, et al. Effects of switching from oral administration to intravenous injection of l-carnitine on lipid metabolism in hemodialysis patients. Clin Kidney J. 2014; 7: 470-4.
3) Fukami K, Yamagishi S, Sakai K, et al. Potential inhibitory effects of L-carnitine supplementation on tissue advanced glycation end products in patients with hemodialysis. Rejuvenation Res. 2013; 16: 460-6.
4) Adachi T, Fukami K, Yamagishi S, et al. Decreased serum carnitine is independently correlated with increased tissue accumulation levels of advanced glycation end products in hemodialysis patients. Nephrology (Carlton). 2012; 17: 689-94.
5) Fukami K, Yamagishi S, Sakai K, et al. Carnitine deficiency is associated with late-onset hypogonadism and depression in uremic men with hemodialysis. Aging Male. 2014; 17: 238-42.

〈矢野淳子　深水　圭〉

VI. 栄養介入

Question 8 CKD 患者において注意が必要なサプリメントは何ですか？

Answer
1) サプリメントや健康食品に含まれるカリウムに注意する．
2) 輸入品には腎毒性の強いアリストロキア酸を含むものがあるので注意する．
3) ゲルマニウムやバナジウムなどの過剰摂取に注意する．

■ 1. カリウム摂取制限について

健常成人のカリウム（K）基準摂取目安量は男性で 2,500mg/ 日，女性で 2,000mg/ 日とされているが〔「日本人の食事摂取基準」（2015 年版），厚生労働省〕，腎機能が正常であれば多少摂取過剰であっても問題なく尿中に排泄されるため，上限値を考える必要はほとんどない．しかし，CKD 患者の場合，その程度に応じて K の摂取制限が求められる．これは，腎機能低下に伴う K 排泄能低下によって，血清 K 値が異常に上昇し心停止など危険な状況に陥るのを予防するためである．日本腎臓学会のガイドライン[1]によるとステージ 3 で 2,000mg 以下，最も状態が悪いステージ 5 では 1,500mg/ 日以下としている（表 1）．

表 1 ■ 成人の CKD に対するカリウムの摂取基準（日本腎臓学会企画委員会小委員会. 日腎会誌. 2007; 49: 871-8[1]より改変）

ステージ（病期）	1 日のカリウム摂取基準（mg）
ステージ 3（GFR 30〜59）	2,000 以下
ステージ 4 および 5（GFR＜30）	1,500 以下
ステージ 5D（血液透析，週 3 回）	2,000 以下
ステージ 5D（腹膜透析）	制限なし*

*高カリウム血症では血液透析と同様に制限

表2 ■ カリウムが多く含まれる植物・サプリメント

名称	使用部位	別名
セイヨウタンポポ	地上部	ダンデライオン
ノニジュース	果実	ヤエヤマアオキ
トマトジュース	果実	
スギナ茶	全草	モンケイ（問荊），ツクシ
ドクダミ茶	地上部	ジュウヤク
青汁（ケール，アシタバなど）	葉	

　サプリメントや健康食品にはKがかなり多く含まれるものがあり，注意が必要である（表2）．基本的に植物中にはKが豊富に含まれているが，普段食事として摂取する量での問題はあまり起こらない．しかし，サプリメントなどではかなり濃縮した状態で含まれていることが多く，わずかな量でも思った以上にKを摂取してしまうことがある．例えば，アブラナ科のケールは生であれば可食部100g当たりKは420mg程度であるが[2]，乾燥粉末や青汁にすると生の約5～10倍のK量となるため，摂取量には十分注意が必要である．市販の青汁にはアシタバなどを使用しているものもあるが，やはりK含量は高い．また，健康茶として飲まれているドクダミやスギナにもKは多く，お茶などにすると多く溶け出るため摂取には十分注意する．なお，ケールなどの青汁にはビタミンKも多いため，ワーファリン服用中の場合は摂取を控える必要がある．

　特に，血圧コントロールでARBやACE阻害薬，K保持性利尿薬を服用中には，血清K値が急激に上昇する可能性があるため十分な注意が必要となる．

■ 2. アリストロキア酸による腎障害

　アリストロキア酸（AA：aristolochic acid）は主にウマノスズクサ科植物に含まれるアルカロイドの一種で，強い腎毒性や発がん性をもっていることが知られている（図1）[3]．かつて，海外でAAを含むサプリメントを摂取したことにより重篤な腎障害を発症した例があり，「漢方薬腎症」（CHN：Chinese herb nephropathy）とよばれている[4]．

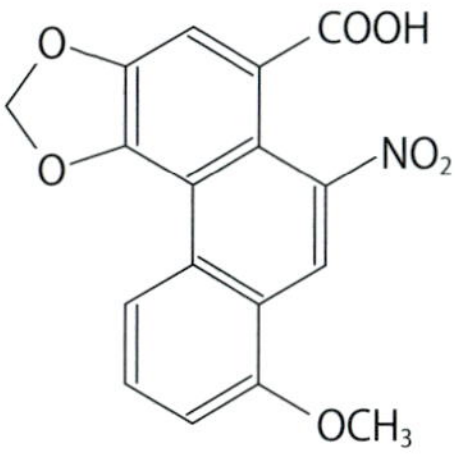

図1 ■ アリストロキア酸

日本国内で入手できる一般的な食品やサプリメントには含まれていないが，海外から個人輸入したものや現地で購入したサプリメントには含まれている可能性があるので注意する必要がある．

最も事例として多いのは「漢方薬」や「伝統薬」などと称して海外で販売しているものによる被害で，表3に示すような成分（生薬）が含まれていれば注意する．これら生薬のいくつかは日本で販売される医薬

表3 ■ アリストロキア酸（AA）を含む可能性のある生薬

生薬名	別名，中国語表記	中国で利用される基原 （AAが含まれる可能性）	日本で利用される基原 （AAは含まれない）
防已 （ボウイ）	防己，廣防己，广防己，漢中防己，汉中防己，淮通，朱砂蓮	*Aristolochia fangchi* などの根茎	オオツヅラフジの根茎または茎
木通 （モクツウ）	関木通，关木通，淮通	キダチウマノスズクサ，オオバウマノスズクサの茎	アケビ，ミツバアケビの茎
木香 （モッコウ）	青木香，南木香	*Aristolochia yunnanensis*，ウマノスズクサの根	*Saussurea lappa* の根
細辛 （サイシン）	遼細辛，辽细辛	ケイリンサイシンなどの地上部を含めた全草	ウスバサイシン，ケイリンサイシンの根および根茎
馬兜鈴 （バトウレイ）	马兜铃	ウマノスズクサの果実	（日本での利用ない）
天仙藤 （テンセントウ）		ウマノスズクサの茎葉	
尋骨風 （ジンコツフウ）	寻骨风	*Arisolochia mollissima* の根茎，全草	

品（漢方製剤など）にも含まれるが，日本で利用される生薬にはAAが含まれることはない．これは，同じ名称の生薬であっても，国や地域によってその基原や使用部位が異なっていることによる．例えば，「やせ薬」などをうたって販売されているサプリメントによく含まれる防已（または防己）の基原は数種類あり，日本ではAAの含まれないツヅラフジ科のオオツヅラフジの茎または根茎のみが用いられるが，中国ではAAが含まれるウマノスズクサ科植物の根が用いられることがある．また，日本で薬用とする細辛（ウスバサイシンなどの根）にはAAが含まれていないが，中国の「細辛」にはAAの含まれている地上部が混入している可能性が高い．なお，解熱薬などとして民間で利用されるカンアオイや，その類縁植物にもAAが含まれているため注意が必要である．

■ 3. 微量元素の摂取過剰

植物にもごく微量含まれているゲルマニウム（Ge）や，人体に必要とされるバナジウム（V）などの超微量元素であっても大量に摂取すると毒性となってあらわれる可能性がある．

Geには抗腫瘍効果があるという報告がある一方で[5]，組織に沈着し腎毒性を示す他，嘔吐や間質性肺炎などの副作用も多数報告されている[6]．しかし，Geを含むサプリメントは「抗がん作用」などをうたい市販されていて，それらの過剰服用と考えられる腎不全の被害が報告されるようになった[7,8]．1988年に厚生省（当時）はGeの健康影響に関する通知を出して注意喚起している．

Vは糖尿病患者に対するインスリン感受性改善の可能性などが報告され[9]，現在，「肥満抑制」などをうたったV含有のサプリメントが市販されている．しかし，その有効性評価はまだ十分ではなく，動物実験においてVが腎組織に悪影響を及ぼす可能性があることが示されていることから[10]，CKD患者に対する使用は控えたほうがよいと考えられる．

なお，GeやVは漢方薬や食品にも微量含まれているが，これらを通常摂取をする量であれば全く問題はない．

■ 文献

1) 日本腎臓学会企画委員会小委員会. 慢性腎臓病に対する食事療法基準2007年版. 日腎会誌. 2007; 49: 871-8.
2) 文部科学省. 食品成分データベース（http://fooddb.mext.go.jp）
3) Nortier JL, Martinez MC, Schmeiser HH, et al. Urothelial carcinoma associated with the use of a Chinese herb（*Aristolochia fangchi*）. N Engl J Med. 2000; 342: 1686-92.
4) Vanherweghem JL, Depierreux M, Tielemans C, et al. Rapidly progressive interstitial renal fibrosis in young women: association with slimming regimen including Chinese herbs. Lancet. 1993; 341: 387-91.
5) Brenner DE, Rosenshein NB, Dillon M, et al. Phase II study of spirogermanium in patients with advanced carcinoma of the cervix. Cancer Treat Rep. 1985; 69: 457-8.
6) Dixon C, Hagemeister F, Legha S, et al. Pulmonary toxicity associated with spirogermanium. Cancer Treat Rep. 1984; 68: 907-8.
7) Matusaka T, Fujii M, Nakano T, et al. Germanium-induced nephropathy: report of two cases and review of the literature. Clin Nephrol. 1988; 30: 341-5.
8) Sanai T, Okuda S, Onoyama K, et al. Germanium dioxide-induced nephropathy; a new type of renal disease. Nephron. 1990; 54: 53-60.
9) Boden G, Chen X, Ruiz J, et al. Effects of vanadyl sulfate on carbohydrate and lipid metabolism in patients with non-insulin-dependent diabetes mellitus. Metabolism. 1996; 45: 1130-5.
10) 上野清一, 石崎睦雄, 山根靖弘. バナジウムのマウスにおける生体内挙動及び脂質過酸化反応への影響. 衛生化学. 1987; 33: 129-35.

〈川添和義〉

VI. 栄養介入

Question 9 CKD患者におけるリン制限の効果とそのメカニズムを解説してもらえますか？

Answer

1) リン制限は，リンの摂取を控える栄養指導と，摂取したリンの吸収を抑えるリン吸着剤によって，高リン血症を呈する末期CKD患者の血中リンを下げることを目標に行われる．
2) リン制限は，CKD患者の最大の死因である心血管合併症を抑制し，死亡率を下げる効果がある．
3) そのメカニズムは，血中リンの低下によって，血管石灰化が抑制され，心肥大や心不全と相関するリン利尿ホルモンFGF23が低下し，心血管合併症のリスクが減るためと考えられる．
4) しかし，FGF23の上昇，血管石灰化，死亡率の上昇は，血中リンが正常範囲の初期〜中期CKDからすでに始まっている．リン制限をいつ始めるべきか，血中リン以外の合理的な臨床指標が求められており，その候補として血中FGF23が有望である．

■ 1. リン制限とは

高リン血症がCKD患者の予後悪化因子に同定されて以来，血中リンを下げる治療が行われるようになった．透析患者であれば透析で血中リンを下げることができるが，次の透析までの間，あるいは保存期の患者において血中リンを下げる方法として，リン摂取制限とリン吸着剤投与が行われている．

❶リン摂取制限

リンを多く含む食品を避けるように栄養指導をする．しかし，食品成分表などに記載されているリンの量は，それぞれの食品に含まれるリン

の総量であり，そのすべてが吸収されるわけではない．一般に，植物性食品中のリンは，動物性食品中のリンに比べ，吸収率が低い．実際，同じ量のリンを含む食事でも，野菜中心の献立の方が，肉中心の献立よりも，血中リンは低く維持される[1]．例えば，肉より豆腐がよい，ということになる．

　加工食品には多くの食品添加物が使用されており，そのなかには無機リンを大量に含むものがある．食品添加物から知らずに摂取しているリンの量は，食品から摂取するリンの量にほぼ匹敵すると見積られている[2]．加工食品をなるべく避けるように指導するだけで，透析患者の血中リンが有意に下がったという報告もある[3]．栄養指導では，食品中のリンだけでなく，食品添加物中のリンにも注意を払う必要がある．

❷リン吸着剤

　リン摂取制限の徹底が困難な現状を考えると，適切にリン吸着剤を併用するのが現実的である．リン吸着剤には，カルシウム含有製剤（炭酸カルシウムなど）とカルシウム非含有製剤（ランタン，鉄，ポリマーなど）がある．いずれのリン吸着剤でも，心血管病や死亡率の減少が認められるが，カルシウム非含有製剤の方がよい治療効果をあげている[4]．これは，カルシウムが血管石灰化を促進するためと考えられているが，メカニズムは必ずしも明らかではない．

■ 2．リン制限の効果とメカニズム
❶リン制限による血管石灰化の抑制

　腎機能が低下すると血中にCPP（calciprotein particle）とよばれるコロイド粒子が出現する．CPPとは，リン酸カルシウムと血清たんぱくfetuin-Aの複合体ナノ粒子で，培養細胞に石灰化や自然免疫反応を誘導する活性がある[5]．生体内におけるCPPの形成機序は不明であるが，臨床研究では，血中CPPレベルが血管石灰化や慢性炎症の臨床指標（冠動脈石灰化スコア，大動脈脈波速度，高感度CRPなど）と相関することが示されており[6,7]，CPPが血管石灰化の真の原因物質である可能性が指摘されている．血中CPPレベルは血中リン値と相関するので，リンが低下すればCPPも低下する可能性があり，これがリン制

限による血管石灰化抑制のメカニズムかもしれない．一方，血中リンが正常範囲内の CKD 患者でも血管石灰化は起きる．CPP が血管石灰化の原因物質なら，「高リン血症なき血管石灰化」のメカニズムも説明可能である．

❷ リン制限による CKD 進行の抑制

最近，リン代謝を制御する新しい内分泌系が同定された．リンを摂取すると，何らかの機構で骨細胞がそれを感知し，FGF23（fibroblast growth factor-23）というホルモンを分泌する．FGF23 は，腎尿細管に発現する受容体 Klotho に作用し，リン再吸収を抑制してネフロン当たりのリン排泄量を増やす「リン利尿ホルモン」で，リン恒常性の維持に必須である[5,8]．

CKD でネフロン数が減少したのにリン摂取量を減らさないでいると，ネフロン当たりのリン排泄量を増やす必要に迫られ，FGF23 が上昇する．その結果，リン恒常性は維持され，血中リンは正常範囲に保たれる．しかし，ネフロン当たりのリン排泄量は，腎障害（尿細管障害や間質の線維化）の重症度と正相関することが動物実験で知られており[9]，FGF23 の上昇は腎線維症のリスクを高める可能性がある．CKD が進行してネフロン数がさらに減少すると，FGF23 をいくら上昇させても摂取したリンを排泄しきれなくなり，リン恒常性が破綻して血中リンが上昇する．実際，CKD の進行過程において，FGF23 はステージ 2〜3 の初期〜中期から上昇し始めるのに対し，高リン血症が認められるのはステージ 4 以降の末期である[10]．

表 1 ■ リン制限の適用

	現在の考え方	新しい考え方
理論的根拠	高リン血症は血管石灰化，心血管病のリスクを高める	残存ネフロン数に対してリン摂取が過剰だと，FGF23 が上昇し，腎線維症のリスクが高まる
治療目標	血中リンを下げる	血中 FGF23 を下げる
アウトカム	血管石灰化，心血管合併症の抑制	CKD の進行の抑制
適用	末期 CKD 患者	初期〜中期 CKD 患者

FGF23の上昇を，残存ネフロン数に対してリン摂取が過剰であるサインと捉え，FGF23を下げることを目標にリン制限を開始すれば，腎線維症のリスクを減らし，CKDの進行そのものを抑制できる可能性が考えられるが，これを検証する臨床研究が待たれる（表1）．

■ 文献

1) Moe SM, Zidehsarai MP, Chambers MA, et al. Vegetarian compared with meat dietary protein source and phosphorus homeostasis in chronic kidney disease. Clin J Am Soc Nephrol. 2011; 6: 257-64.
2) Uribarri J. Phosphorus additives in food and their effect in dialysis patients. Clin J Am Soc Nephrol. 2009; 4: 1290-2.
3) Sullivan C, Sayre SS, Leon JB, et al. Effect of food additives on hyperphosphatemia among patients with end-stage renal disease: a randomized controlled trial. JAMA. 2009; 301: 629-35.
4) Patel L, Bernard LM, Elder GJ. Sevelamer versus calcium-based binders for treatment of hyperphosphatemia in CKD: A meta-analysis of randomized controlled trials. Clin J Am Soc Nephrol. 2016; 11: 232-44.
5) Kuro-o M. Klotho, phosphate and FGF-23 in ageing and disturbed mineral metabolism. Nat Rev Nephrol. 2013; 9: 650-60.
6) Hamano T, Matsui I, Mikami S, et al. Fetuin-mineral complex reflects extraosseous calcification stress in CKD. J Am Soc Nephrol. 2010; 21: 1998-2007.
7) Smith ER, Ford ML, Tomlinson LA, et al. Phosphorylated fetuin-A-containing calciprotein particles are associated with aortic stiffness and a procalcific milieu in patients with pre-dialysis CKD. Nephrol Dial Transplant. 2012; 27: 1957-66.
8) Hu MC, Shiizaki K, Kuro-o M, et al. Fibroblast growth factor 23 and klotho: physiology and pathophysiology of an endocrine network of mineral metabolism. Annu Rev Physiol. 2013; 75: 503-33.
9) Haut LL, Alfrey AC, Guggenheim S, et al. Renal toxicity of phosphate in rats. Kidney Int. 1980; 17: 722-31.
10) Isakova T, Wahl P, Vargas GS, et al. Fibroblast growth factor 23 is elevated before parathyroid hormone and phosphate in chronic kidney disease. Kidney Int. 2011; 79: 1370-8.

〈黒尾　誠〉

VI. 栄養介入

Question 10 食材によってリン吸収率に違いはありますか？
CKD患者ではリン摂取量を抑えるため、どういった食材に注意すればよいですか？

Answer

1) 食品添加物として用いられているような無機リン酸化合物が最もリン吸収率がよい．動物性食品に含まれるリンは吸収率が高く，一方で穀類や豆類など植物性食品に含まれるリンは吸収率が低い．
2) リン摂取量とたんぱく質摂取量には強い正の相関がある．たんぱく質を多く含む食品にはリンも多く含まれるので摂取量に注意する．
3) 加工食品や市販のお弁当やお総菜にはリンを含む食品添加物が使われていることが多い．しかし，栄養成分表示にリン含量が示されていないことが多く問題である．

■ 1. 食品によるリン吸収率の違い

リンは，細胞膜，植物細胞壁，核酸およびたんぱく質と結合として存在するために，およそほとんどの食べ物にリンが含まれていることになる．さらには，加工食品などには食品添加物として様々な無機リン酸化合物が用いられている．

食事中のリン吸収率は，一般に約60％とされている．実際には，表1のように，食品によってリンの吸収率は異なり，植物性食品で20～40％，動物性食品で40～60％，食品添加物では100％近い吸収率となる[1]．リン吸収率に影響する因子には，血中活性型ビタミンD濃度，食品や食品中のリンの消化されやすさ，リンの吸収を妨げる成分（カルシウム，マグネシウム，アルミニウムなど）の含量などがある．ビタミン

表1 ■ 食品中のリンの特徴

	供給源	例	消化管吸収率	リン/たんぱく質比	利点
植物性食品	植物性たんぱく質	大豆類, 穀類, 種実類	20〜40%	5〜15 mg/g	たんぱく質を増やせる
動物性食品	動物性たんぱく質	肉類, 魚介類, 乳類	40〜60%	10〜20 mg/g	たんぱく質価が高い
無機リン酸	食品添加物	加工食品	〜100%	>50 mg/g	

Dはカルシウムだけでなくリンの吸収も促進するので,血中活性型ビタミンD濃度が高ければリン吸収率も高くなる.食品中のリン含量や消化率,共存するリンの吸収を妨げる成分により,食品さらには食事全体としてのリン吸収率は異なってくる.一般に,植物性食品中のリンは,動物性食品中のリンに比べて消化管での吸収率が低い.これは,消化吸収されにくいフィチン酸などの形態でリンが含まれているからである.動物性食品に含まれるリンは,無機リン酸塩あるいは有機化合物の一部として存在しており,消化されやすく吸収もされやすい.

Moeらは,慢性腎臓病患者にベジタリアン食と肉食の事を1週間継続させたところ,肉食の食事に比べてベジタリアン食の食事では,血清リン濃度やFGF23濃度が有意に低くなったことを報告している[2].このときの24時間尿中リン排泄量は,ベジタリアン食で有意に低く,このことは,植物性食品のリン吸収率が低いことを示している.また,Moorthiらは,CKDステージ3〜4の米国人患者12名を対象に,摂取するたんぱく質(0.8〜0.9mg/kg 標準体重/日)のうち70%を植物性食品から摂取するという食事を4週間行ったところ,尿中リン排泄が有意に低下したことを報告している.血中のリン濃度,FGF23濃度およびPTH濃度に有意差は認められなかったが,筋力や筋肉量の低下などの有害事象はみられず,リンを減らすための安全な食事療法であるとしている[3].

■ 2. リンの多い食材と少ない食材

表2に食品重量(100g)当たりのリン含量の多い食品の例をあげた.

表2 ■ リン含量の多い食品例（日本食品標準成分表2010のデータより）

植物性食品	
食品名	リン含量（mg/100g）
凍り豆腐，乾燥	880
味付けのり	710
大豆，国産	580
ごま	560
カシューナッツ	490
アーモンド	500
フライビーンズ	440
抹茶，粉	350
ポップコーン	290
納豆，ひきわり	250

動物性食品	
食品名	リン含量（mg/100g）
煮干し	1,500
脱脂粉乳，粉	1,000
しらす干し，半乾燥	860
プロセスチーズ	730
卵黄，生	570
まいわし，丸干し	570
いくら	530
ボンレスハム	340
豚レバー	340
まぐろ，めばち	330

一般に，たんぱく質を多く含む食品には，リンも多く含まれることから，たんぱく質摂取量とリン摂取量には正の相関があり，1gたんぱく質あたりおよそ15mgのリンを摂取することになる．したがって，CKDの栄養管理で用いられるたんぱく質制限食は，リン制限食にもなる．しかしこの値は平均値であり，実際には，食品中のたんぱく質量とリン含量は食品によって大きく異なるため，食材を選択する際には，注意する必要がある（表3）[4]．食品中のリン/たんぱく質比を考慮した食事指導もCKD患者のリン管理には有用な方法の1つと考えられている[5]．チー

表3 ■ 食品中のリン/たんぱく質比（mg/g）〔日本食品標準成分表2010より算出（日本腎臓学会，編．日腎会誌．2014; 56: 553-99）[4]〕

リン/たんぱく質比（mg/g）				
<5	5〜10	10〜15	15〜25	25<
卵白 鶏ひき肉	鶏もも肉 鶏むね肉 鶏ささみ 牛もも肉 牛肩ロース 豚ロース 豚もも肉 中華めん ハンバーグ	まぐろ（赤身） かつお 鮭 納豆 油揚げ 全卵 ウィンナー 米飯 豆乳	そば 木綿豆腐 魚肉ソーセージ ロースハム ヨーグルト（加糖）	ヨーグルト（無糖） 牛乳 プロセスチーズ

ズなどの乳製品，卵黄などは，リン/たんぱく質比が高い食品であり，卵白や鶏ひき肉は，リン/たんぱく質比が低い食品である．Taylorらは，維持透析患者に主要なたんぱく質源として卵白を用い6週間栄養管理を行ったところ，血清リン濃度の有意な低下と血清アルブミン濃度の有意な上昇がみられたと報告している[6]．さらに，食品中のリンは，調理によっても変動する．水浸時間を長くすることやゆでることによってカリウムと同様にリンの含量も低下する[7,8]．リンを制限する食事指導を行う際は，リン総量だけでなく，リン/たんぱく質比，調理方法なども考慮する必要がある．

■ 3. 無機リン含有食品添加物とその表示

　加工食品には，さまざまな食品添加物が用いられている．食品添加物自体は，食品の加工，保存，着香，着色，物性の改善，外見，安定性，消費者の便宜などの目的で食品に添加されるものであり，生物学的・化学的に安全性が確認されたもの，あるいは経験的に使用されているものである．使用量については，安全性試験により許容1日摂取量が定められている．無機リン酸化合物として用いられる食品添加物には，表4のように結着剤やpH調整剤，かんすい，膨張剤，乳化剤などとして用いられるものがある．これらの使用範囲は非常に広く，かつ多くの人が日常的に摂取している食品に含まれている．

表4 ■ リンを含む食品添加物の種類と利用の一例

用途	リン酸添加物	添加される食品
結着剤	ピロリン酸，メタリン酸，ポリリン酸など	魚練り製品，食肉加工品，成型肉，チーズなど
pH調整剤	リン酸Na塩，リン酸K塩など	日持ち向上：おにぎり，弁当，お総菜，調理パン，飲料など
かんすい	リン酸Na塩，ピロリン酸Na，ポリリン酸Naなど	即席麺，ラーメン（中華麺）
膨張剤	ピロリン酸，リン酸K塩，リン酸Ca塩など	ベーキングパウダー，パン，ホットケーキミックスなど
乳化剤	リン酸Na塩，ポリリン酸など	アイスクリーム，パン，ケーキ，チョコレートなど

食品添加物に用いられる無機リン酸化合物は，基本的に消化・吸収率が高く，摂取したもののほとんどが吸収されると考えてよい（表1）．したがって，無機リン酸含有食品添加物を含む加工食品の摂取量が多いと，CKD患者では血清リン，PTH，FGF23を上昇させやすいといえる．Sullivanらは，高リン血症を示す米国人維持透析患者を対象にリンを含む食品添加物の摂取を避けるように食品表示の見方やスーパーマーケットにおける食品購入時の注意などを教育した群と通常の栄養指導を行った群を比較したところ，食品添加物を避けるような教育を行った群で有意に血清リン濃度が低下したことを報告している[9]．

　加工食品には，食品表示法により原材料などの表示がなされている．食品添加物の表示については，化合物名（リン酸Na塩など）あるいは「結着剤（ポリリン酸）」といった用途名（化合物名）で併記される場合，さらには，「かんすい」のように一括名で表示されるなど，表示方法が多岐にわたっており複雑である．また，栄養成分表示にリンの表示は義務づけられておらず，食品メーカーからも公表されていないことがほとんどであり，CKD患者が食品選択を行う場合の問題となっている．

■ 文献

1) Cupisti A, Kalantar-Zadeh K. Management of natural and added dietary phosphorus burden in kidney disease. Semin Nephrol. 2013; 33: 180-90.
2) Moe S, Zidehsarai MP, Chambers MA, et al. Vegetarian compared with meat dietary protein source and phosphorus homeostasis in chronic kidney disease. Clin J Am Soc Nephrol. 2011; 6: 257-64.
3) Moorthi RN, Armstrong CLH, Janda K, et al. The effect of a diet containing 70% protein from plants on mineral metabolism and musculoskeletal health in chronic kidney disease. Am J Nephrol. 2014; 40: 582-91.
4) 日本腎臓学会，編. 慢性腎臓病に対する食事療法基準2014年版. 日腎会誌. 2014; 56: 553-99.
5) Kalantar-Zadeh K, Gutekunst L, Mehrotra R, et al. Understanding source of dietary phosphorus in the treatment of patients with chronic kidney disease. Clin J Am Soc Nephrol. 2010; 5: 519-30.
6) Taylor LM, Kalantar-Zadeh K, Markewich T, et al. Dietary egg whites for phosphorus control in maintenance haemodialysis patients: a pilot study. J Ren

Care. 2011; 37: 16-24.
7) Jones WL. Demineralization of a wide variety of foods for the renal patients. J Ren Nutr. 2011; 11: 90-6.
8) Cupisti A, Comar F, Benini O, et al. Effect of boiling on dietary phosphate and nitrogen intake. J Ren Nutr. 2006; 16: 36-40.
9) Sullivan C, Sayre SS, Leon JB, et al. Effect of food additives on hyperphosphatemia among patients with end-stage renal disease: a randomized controlled trial. JAMA. 2009; 301: 629-35.

〈竹谷 豊〉

VI. 栄養介入

Question 11 透析患者における経口からの栄養補給のやりかたと期待される効果を教えてください

Answer

1) 経口的な栄養補給は，たんぱく質エネルギー栄養障害（PEW）の予防や治療に有効である．
2) 透析日は非透析日よりも食事摂取量が不足しがちで，異化が起きやすいので，透析中の栄養補給が勧められる．
3) 透析中の経口からの栄養補給は透析中の異化を防止できる．
4) 透析中の経口からの栄養補給は透析後にも体たんぱくの合成を促す．

■ 1. 栄養補給の必要性

透析患者の30～40％は，たんぱく質・エネルギー栄養障害（protein-energy wasting：PEW）を合併しているといわれている[1]．透析患者のPEWは，腎不全および透析療法に関わるさまざまな要因によって生じ，予後の悪化に関係している．血液透析患者では，標準体重あたりでエネルギーは30～35kcal/kg，たんぱく質は0.9～1.2g/kgを摂取することが推奨されている[2]．しかし，透析患者は食欲の低下に加え，塩分・水分・カリウム・リンなどの摂取を制限することにより，エネルギーやたんぱく質の摂取量も減ってしまうことが多い．透析患者は食事の摂取量が慢性的に不足していることが多いが，特に透析日では栄養摂取量が不足しやすい．アメリカで透析患者を対象として行われたHEMO研究では，非透析日のエネルギー・たんぱく質の摂取量はそれぞれ23.2 ± 9.5kcal/kg，0.96 ± 0.43g/kgであり，透析日のエネルギー・たんぱく質の摂取量は22.2 ± 9.6kcal/kg，0.90 ± 0.41g/kgだったと報告されている[3]．そのため，1日3回の食事で十分なエネルギー・たん

ぱく質が摂取できない場合は，間食の摂取や透析中の栄養補給により不足分を補うことが必要となる．

■ 2. 経口的な栄養補給法

透析日は透析中に栄養補給をさせることが可能である．これまでの報告では，1回の透析中に**エネルギー 200〜400kcal，たんぱく質 15〜20g 程度**を含む液状経口・経腸栄養剤または固形の栄養補助食品の摂取で栄養状態が改善したとされている[4]．透析中に経口・経腸栄養剤を投与する方法では，栄養剤に含まれているカリウムやリン，水分の量はあまり問題にならないので，一般的な経口・経腸栄養剤からエネルギーとたんぱく質がバランスよく含まれているもので，患者の嗜好に合うものを選べばよい．経口から摂取可能な栄養剤には甘い味のものが多いが，近年ではスープタイプで飲みやすいものもある．

非透析日には水分，カリウム，リンなどの過剰摂取に注意する必要があり，カリウムやリン含量の少ないものを選択する．1mL あたり 1.6〜2kcal とエネルギー量が高い栄養補助飲料もあり，水分制限しながらエ

表 1 ■ 経口・経腸栄養剤の種類

	商品名	用量	エネルギー (kcal)	たんぱく質 (g)	カリウム (mg)	リン (mg)
医薬品	エンシュアリキッド	250mL	250	8.8	370	130
	エネーボ	250mL	300	13.5	300	250
	ラコール	200mL	200	8.8	276	88
栄養補助食品 (飲料)	メイバランス 1.0	200mL	200	8	200	120
	メディミル	125mL	210	10	159	54
	エンジョイクリミール	125mL	200	7.5	179	113
	プロキュア Z	125mL	200	10	10	94
	テルミールミニ Soup*	125mL	200	7.3	100	90
栄養補助食品 (固形)	カロリーメイトブロック (プレーン味)	2本 (40g)	200	4	55	40
	ウイダー in バープロテイン	1本 (34g)	165	10	—	—
	SOYJOY (ピーナッツ味)	1本 (30g)	144	6.5	232	99

*スープタイプのもの．

ネルギー・たんぱく質を補給することが可能である．ただし，濃度の濃いものは下痢をきたすことがあるので注意が必要である．

表1に透析患者が摂取可能な経口・経腸栄養剤のうち代表的なものを示す．

■ 3. 期待される臨床効果（図1）

透析中に経口的に栄養補給することで血清アルブミンやプレアルブミンが増加することが報告されている[5]．また，透析はたんぱく質やアミノ酸を喪失し，体たんぱくの異化を亢進させるが，透析中に栄養補給することで透析中の体たんぱくの異化を抑制し，さらに体たんぱくの合成を促進することが期待できる[6]．また，透析中に経口的に栄養を補給すると効果が透析後も持続し，透析後の体たんぱくの異化を抑制することも期待できる．しかし，PEWに陥った透析患者の栄養状態を改善するには，何より栄養障害の原因を明らかにして，それを取り除くことが重要である[7]．

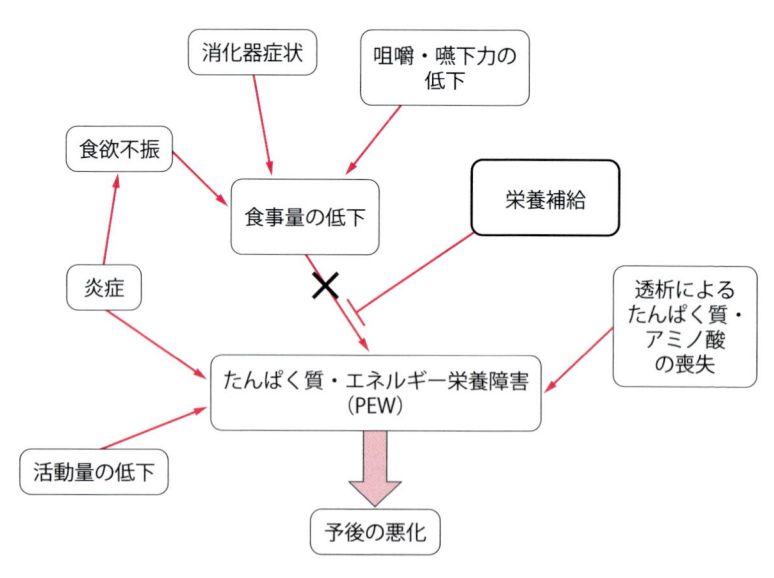

図1 ■ 栄養補給による PEW の抑制

■ 文献

1) 熊谷裕通. 透析患者における protein-energy wasting の評価と対策. 透析医会雑誌. 2014; 29: 424-9.
2) 中尾俊之, 菅野義彦, 長澤康行, 他. 慢性透析患者の食事療法基準. 透析会誌. 2014; 47: 287-91.
3) Burrowes JD, Larive B, Cockram DB, et al. Effects of dietary intake, appetite, and eating habits on dialysis and non-dialysis treatment days in hemodialysis patients: cross-sectional results from the HEMO study. J Ren Nutr. 2003; 13: 191-8.
4) Lacson E Jr, Wang W, Zebrowski B, et al. Outcomes associated with intradialytic oral nutritional supplements in patients undergoing maintenance hemodialysis: a quality improvement report. Am J Kidney Dis. 2012; 60: 591-600.
5) Caglar K, Fedje L, Dimmitt R, et al. Therapeutic effects of oral nutritional supplementation during hemodialysis. Kidney Int. 2002; 62: 1054-9.
6) Pupim LB, Majchrzak KM, Flakoll PJ, et al. Intradialytic oral nutrition improves protein homeostasis in chronic hemodialysis patients with deranged nutritional status. J Am Soc Nephrol. 2006; 17: 3149-57.
7) Leon JB, Albert JM, Gilchrist G, Improving albumin levels among hemodialysis patients: a community-based randomized controlled trial. Am J Kidney Dis. 2006; 48: 28-36.

〈吉田卓矢　熊谷裕通〉

VI. 栄養介入

Question 12 透析患者における透析中高カロリー輸液のやりかたと期待される効果を教えてください

Answer
1) 透析中には，カテーテル留置なしに高カロリー輸液が可能である．
2) 透析中は水分・ナトリウム・カリウム・リンの投与量にあまり気を使わなくてよい．
3) 投与中の高血糖や中止後の反応性の低血糖に注意する必要がある．
4) 透析中高カロリー輸液により栄養指標は改善するが，経口的な栄養補給に勝るものではない．

■ 1. 透析中の静脈栄養（IDPN）

血液透析患者では，炎症や，食欲の低下などさまざまな理由により長期的に経口からの栄養摂取量が減少すると栄養障害を合併する．経口からの栄養摂取が不十分な透析患者では透析中に高カロリー輸液を行う(intradialytic parenteral nutrition: IDPN) ことでエネルギーやたんぱく質を補うことが可能である．透析中に投与することで，カテーテルを留置することなく高カロリー輸液が可能となり，同時に透析で除水やナトリウム・カリウム・リンの除去が行えるので，安全性も高い[1]．

■ 2. 透析中のカロリー輸液のメニュー

通常，投与されたアミノ酸が体たんぱく質に合成・利用されるには，窒素1gに対し150〜250kcalのエネルギーが必要である．IDPNはアミノ酸製剤と高張ブドウ糖製剤，また必要に応じて脂肪乳剤を組み合わせて投与する．1回の透析で，400〜580kcal，アミノ酸12〜24gの投与が可能である．表1にIDPNに用いられる代表的な処方例を示す．透析

表1 ■ IDPNの処方例

50%ブドウ糖	200mL	エネルギー	400kcal
6〜12%アミノ酸	200mL	アミノ酸	12〜24g
必要に応じて以下を加える			
20%脂肪乳剤	100mL	エネルギー	180kcal

患者では，脂質代謝異常も多くみられるので，血清中性脂肪が高い場合には脂肪乳剤の投与は避けるほうがよい．また，透析では投与する水分量に見合った除水を行うことが必要となる．

　IDPNでは週3回，透析開始から透析終了まで持続的に投与するのが一般的である．これは透析液中に喪失する血中のたんぱく質やアミノ酸の量は透析開始直後に最大となるので，最初から輸液を行ってアミノ酸の血中濃度が下がらないようにすること，投与速度はなるべく遅いほうが安全であること，による．

■ 3. 臨床効果

　透析中のIDPNを行うことにより，窒素バランスが負から正に傾き，体重，上腕周囲径，血清アルブミン値，プレアルブミン値などの栄養指標が改善し[2]，予後もよくなることが報告されている．しかし，透析中の経口的な栄養補給に比べ，IDPNが特段に栄養状態を改善する効果や予後を改善する効果が優れているとはいえないとされている[3]．

■ 4. 限界

　週3回，1回4時間の透析スケジュールでは，IDPNのみで十分な栄養を摂取することはできないので，あくまでも経口摂取の補助療法の位置づけと考えるべきである．また，IDPNは，透析終了と同時に投与が終了するので，透析後には窒素バランスが負になる．透析中の経口的な栄養補給では透析後の窒素バランスも改善するので，経口摂取が可能ならば，費用がかかるIDPNをわざわざ選択する必要性は低い[4]．

　IDPNを行う際にはいくつか注意する点がある（表2）．高張糖液を用いるので，高血糖に注意し，糖の濃度や投与速度を徐々に増加させる必要がある．また，急に糖の投与を打ち切ると反応性の低血糖を起こす

表2 ■ IDPN の合併症と対策

合併症	対策
1. 高血糖	IDPN 中の糖の濃度を徐々に上げる 開始後1時間と終了後の血糖測定 必要に応じてインスリン投与
2. 反応性低血糖	終了近くに輸液量を減少させる
3. 高中性脂肪血症	リピッドフリー IDPN 投与速度の減少
4. 低カリウム血症	開始後1時間と終了後の血清カリウム測定 輸液中へのカリウム製剤の補充
5. 低リン血症	輸液中へのリン酸ニカリウムの補充 脂肪乳剤（リン脂質）の投与

ことがあるため注意が必要である．長期間食事が十分に取れていなかった患者に糖の投与を開始すると，低カルシウム血症や低リン血症に進展する refeeding 症候群を引き起こす恐れがあるため，初期投与量から段階的にエネルギー量を増加させていく必要がある．

■ 文献

1) Dukkipati R, Kalantar-Zadeh K, Kopple JD. Is there a role for intradialytic parenteral nutrition? A review of the evidence. Am J Kidney Dis. 2010; 55: 352-64.
2) Marsen TA, Beer J, Mann H; German IDPN-Trial group. Intradialytic parenteral nutrition in maintenance hemodialysis patients suffering from protein-energy wasting. Results of a multicenter, open, prospective, randomized trial. Clin Nutr.（in press）
3) Cano NJ, Fouque D, Roth H, et al. Intradialytic parenteral nutrition does not improve survival in malnourished hemodialysis patients: a 2-year multicenter, prospective, randomized study. J Am Soc Nephrol. 2007; 18: 2583-91.
4) Sabatino A, Regolisti G, Antonucci E, et al. Intradialytic parenteral nutrition in end-stage renal disease: practical aspects, indications and limits. J Nephrol. 2014; 27: 377-83.

〈熊谷裕通　吉田卓矢〉

VI. 栄養介入

Question 13　塩分摂取量と食事摂取量は関連しますが、透析患者では食塩摂取量をどう考えればよいですか？

Answer

1) 一般に塩分摂取量と水分摂取量は口渇中枢によりバランスが取られているが，透析患者では腎臓からの水利尿がないために完全に一致する．
2) 塩分摂取量と釣り合う飲水を行うため，塩分摂取量は透析間体重増加量から推定することができる．
3) 不適切に飲水を行ったり，水分摂取量の多い食事を摂取した場合，低ナトリウム血症をきたす．
4) 口渇がないのに飲水を行うと摂取可能な食塩が大幅に低下するので注意が必要である．

■ 1. 透析患者の食塩摂取量と透析間体重増加量の関係

食塩摂取量と水分摂取量は口渇中枢を経てバランスが取れるようになっている．なぜなら食塩は体内では当然食塩水として存在し，ナトリウム濃度が上昇傾向にある場合，必ず口渇中枢が働き適切な量の水分を

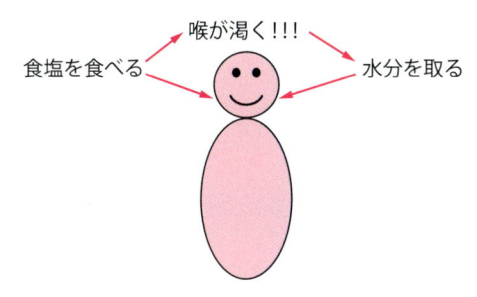

図1 ■ 基本的に血中の浸透圧と等しくなるまで飲む！

摂取することになるためである．このため，食塩制限と水分制限は必ずセットとなり，喉が乾かないのに大量に飲水しない限り，基本的には水分摂取の方が従属的になるため，食塩の摂取目標値が示されることになる．特に透析患者の場合，塩分の除去も透析時の水分除去が食塩水として除去されることになり，摂取も除去も塩分と水分が一致するようになっている（図1）．

■ 2．透析患者における塩分摂取の基準

　CKD ステージ 5D に関しては，透析学会の栄養問題検討ワーキンググループより慢性透析患者の食事療法基準が示されている[1]．これによると，血液透析に関しては，食塩については"6g 未満"，水分については"できるだけ少なく"と示されている．また，腹膜透析に関しては食塩については"PD 除水量（L）×7.5＋尿量（L）×5g"，水分に関しては"PD 除水量＋尿量"として示されている．ただ，透析患者の食塩の基準には注釈がついており，"尿量・身体活動度・体格・栄養状態・透析間体重増加を考慮して適宜調整する"と記載されている．

　透析患者においては，摂取した塩分により上昇した Na が等張となるところまで飲水が継続することになる．つまり透析患者においては，塩分摂取量と，その塩分を等張に希釈する水分はまったく等価であることになる．10g の食塩を含む生理食塩水は 0.9％ であるから 1111mL に相当することになる．水分摂取量は透析間の体重の増加が，ほぼ等しいことより正確に推定することができる．血液透析患者の透析間の体重増加率と生命予後の関連は，2009 年度末の透析学会のわが国の透析の現況で詳細に検討し報告されている[2]．また統計調査委員会の報告は，栄養関連因子として，新里の式より求められる％クレアチニン産生速度（％CGR）を入れている．これを調整した透析間増加量と 1 年生存率の関係をみると，透析増加量が多いことの影響は比較的小さく，それ以上に透析増加量が少ない場合に生命予後が悪いことがわかる（図2）．つまり，透析患者の塩分摂取基準は，ほぼ摂取の最低ラインを示しておりこれを超えて塩分摂取を差し控えることが望ましいわけではない．

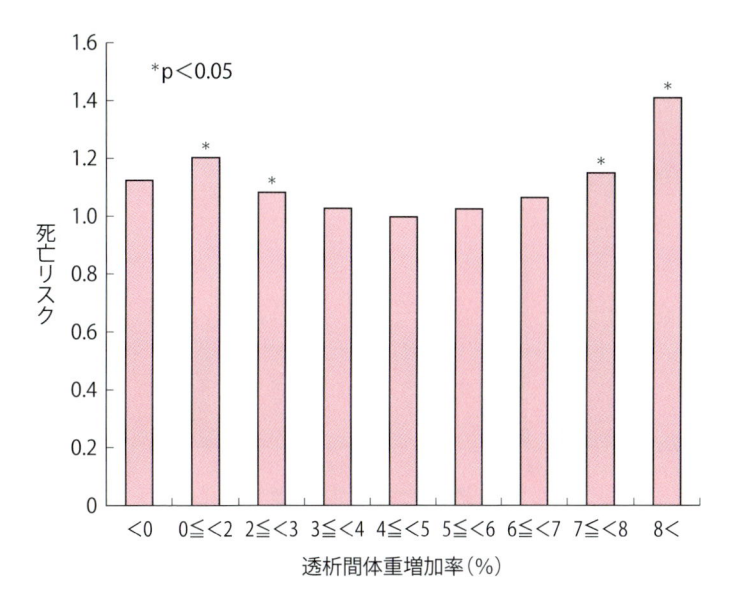

図2 ■ 栄養関連因子調整後の死亡リスク
(わが国の慢性透析療法の現況　2009年12月31日現在[2] から改変)

■ 3. 透析患者における低ナトリウム血症

　水分制限・食塩制限が適切に行われているかの評価にはナトリウム濃度が有効と考えられる．水分摂取量と塩分摂取量は口渇中枢を介してバランスがとられている．また，血液透析での除水であれ，腹膜透析の除水であれナトリウムの除去と水分の除去は，除去した水分に溶け込むようにナトリウムが除去されるため細胞外液に準じる程度に一致する．そのため食塩は希釈されて生理食塩水と同程度となる水とともに分布し除去されるため，そのバランスが狂うことは本来ないはずである．しかしながら，口渇を刺激としない飲水が多い場合（ビールやコーヒーなどの摂取など）やお粥などの水分の多い食事，塩分の過度の制限（相対的に水分のみを摂取），腹膜透析の除水過多，認知症をベースに口渇刺激が有効に働かない場合など様々な要因により，このバランスが狂ってくることは現実には起こってくる．そのため，このバランスを確認するため

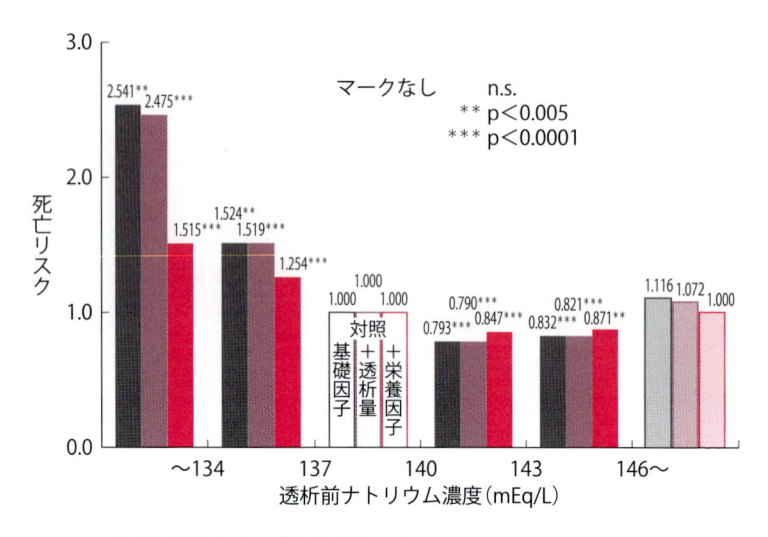

図3 ■ 透析前 Na 濃度と生命予後
(わが国の慢性透析療法の現況　2009年12月31日現在)[2]

にナトリウム濃度を定期的に確認することは重要である．低ナトリウム血症が合併すると非常に予後が悪いことも日本透析学会の統計調査で示されており（図3)[2]，低ナトリウム血症が存在した場合，何に起因しているかきちんと考察することは重要である．

■ 文献
1) 中尾俊之, 菅野義彦, 長澤康行, 他. 慢性透析患者の食事療法基準. 透析会誌. 2014; 47: 287-91.
2) 日本透析医学会統計調査委員会. わが国の慢性透析療法の現況. 2009年12月31日現在. 日本透析医学会雑誌. 2010.

〈長澤康行〉

VII. 運動指導

Question 1 CKD患者が運動療法を始める場合，心機能や腎機能に注意した方がよいですか？

Answer

1) CKDのステージ，患者の全身状態，併発疾患，原疾患などによって心機能・腎機能は様々でありケースバイケースで決定すべきである．ただし，基本的には可能な限りの運動療法を実施すべきである．
2) CKD患者は無益な安静によって全身の廃用症候群に陥っている方が多い．これから脱却することが第1の課題である．
3) 適切なリスク管理を実施して事故のない運動を行うことが必須である．できる限り心肺負荷試験を行い，安全域を担保し，心機能，腎機能そのものが運動開始前より改善することを目指すものである．

■ 1. 総論

透析期CKD患者は32万人を超えたが[1]，自立されている方は約45％[1]であり，社会問題となっている．透析導入患者が高齢化し，同時に透析患者の平均年齢も高齢化，重複障害者も増え続けていることに加えて治療に伴う安静が悪循環を引き起こし，ますます『廃用症候群』を生じている．この結果，さらなるADLおよびQOLの低下を招いている[2]．透析患者の運動耐容能は心不全患者や慢性閉塞性肺疾患患者と同レベルまで低下しており[3]，これらを打開するためには運動療法の普及が望まれる．最終的にはADLの向上，QOLの向上を図り，社会参加し，社会に貢献できるようにすることを目指すものである．当然，保存期CKD患者にも当てはまることである．

それぞれのCKD患者の心機能，腎機能は様々であり画一的に議論す

ることはできない．患者1人1人に適切で必要十分なリスク管理を実施し，安全な負荷内で運動することが担保されれば事故が生じることはほとんどないと実証されてきている．その限りにおいては心機能，腎機能に注意する必要性はほとんどない．むしろ，腎機能悪化を抑制したという報告もみられている．

■ 2. 運動療法の効果

透析患者に対する運動療法の様々な効果はすでに認められている[4]．海外において，CKD患者に対するACSM（American College of Sports Medicine）の運動勧告[5]にも，運動療法の有用性がうたわれている．また，透析患者の心血管疾患に対するK/DOQI臨床ガイドライン2005年版でも，すべての透析患者は腎臓病・透析スタッフによって身体活動を活発にするよう相談を受けたり定期的に励ましたりする必要があると推奨している．具体的には体力機能評価と体力増進プログラムの再評価を少なくとも6カ月ごとに行う．活動のゴールは中強度で30分間をなるべく毎日行うことである．ただし，基礎体力の弱い患者は低強度で短時間の運動から始めることと明記されている[6]．O'Hareらによると[7]，運動・身体活動群の透析患者は非運動・非身体活動群に比べ生命予後がよいことを報告している．また，生命予後の危険因子として，運動しないことは，左室肥大や栄養失調にも相当すると示している．DOPPS研究によっても，定期的な運動習慣のある透析患者はそうでない患者に比べて生命予後がよく，かつ，回数が多いほど予後がよい．また，施設として運動をしている患者の割合が多いほど，患者死亡率が低いことも報告している[8]．また，透析患者に対する運動療法を実施した運動群は，対照群に比べて，平均peak VO_2 の改善，心拍変動・除脂肪体重減少，大腿四頭筋容量増加，膝・股関節筋力増強が認められたのみではなく，有意に安全性が証明された[9]．Bariaらは肥満を伴う保存期慢性腎臓病の患者のeGFRが，週3回，1回30分，12週間のトレッドミル運動（ATレベル）で改善することを示した[10]．Greenwoodらは慢性腎臓病stage 3および4の患者が，1回40分，週3回，12カ月の有酸素運動（エルゴメーター中心）で，eGFR低下スロープが改善したことを示し

日本からも同様なエビデンスが出されている．日本腎臓病学会から出された『エビデンスに基づくCKDガイドライン2009および2013』によると，今までの安静を中心とした治療には根拠がなく，むしろ運動した方が腎機能改善したという報告がされている．透析患者の死亡とinactivity（無活動・活動の低下）には関連があり，健康関連のQOL（HRQOL：health related quality of life）は透析患者において重要なアウトカム（入院や死亡）と関連している．運動介入群では運動耐容能，循環器系指標（血圧，心拍数など），栄養の指標（アルブミン，総コレステロールなど），HRQOLの改善が認められた．また，肥満のCKD患者における体重の減量や収縮期血圧の低下は尿たんぱくを改善させた．しかし，運動は致死的なイベント（不整脈，虚血性心疾患や突然死）に関与する可能性があり，運動を指導する場合には十分な注意を要するため，個々の患者の活動性，運動耐容能，循環器系のリスクなどを定期的に評価したうえで運動計画を立てるのが望ましい．小児CKD患者にとっては，激しい運動部活動による長期的な腎への影響や，高度たんぱく尿を呈する慢性糸球体腎炎，FSGSにおける運動負荷の影響については明らかではない．高度の浮腫やコントロールされていない高血圧，溢水による心不全，抗凝固療法中などでは，病状に応じた運動制限が必要であろうが，むしろ運動制限は精神的なストレスも含めて患児のQOLを低下させ，副腎皮質ステロイド薬による肥満や骨粗鬆症，ひいては脊椎圧迫骨折を助長する可能性があり，過度の運動制限は重大な副作用をもたらすことを念頭におく必要がある．現状では，これらのことを総合的に考慮して，個々の症例の病勢をみながら運動処方をしていくべきであると述べている．

　齊藤らも慢性腎臓病を有する心臓手術後患者のeGFRに対する術後リハビリテーションの効果を報告している[12]．

　このように国内外から多くのエビデンスが出され，ガイドラインが作成されるようになった．基本的には慢性腎臓病のどのステージにおいても運動療法の効果は明白となり，運動制限が必要である病態や病気はほ

とんどないといってよい．ただし，その運動強度に関しては考慮が必要である．これからの重要な課題はいかにして運動療法をはじめとする腎臓リハビリテーションを普及させるかである．

■ 3. 腎臓リハビリテーション

現在のところ，腎臓リハビリテーションの総合的なプログラムやリスク管理の指標は示されていない．このため，とりあえずは腎臓機能障害が合併しやすい心臓リハビリテーションのリスク管理に準じてリハを実施することが妥当と考えられる．これは，「心腎関連」による「心疾患による死亡と終末期腎不全発症率との関連性」からも妥当であろう．慢性心不全の長期予後に対する運動療法の効果はランダム化比較試験によって明らかであり，心リハのリスク管理基準に準じて実施すれば安心して運動負荷がかけられるものと考えられる[13]．

ところが，腎不全治療を実施（透析も含む）している施設のスタッフも患者もリハビリテーションの有用性と重要性に対する認識が不十分であり，いまだに無益な安静を保つことがなされていることが多い．十分な啓発が必要である．

■ 文献

1) 日本透析医学会統計調査委員会. わが国の慢性透析療法の現況. 2014年12月31日現在.
2) 上月正博. 透析患者における障害とリハビリテーションの考え方. 臨床リハ. 2010; 19: 531-7.
3) Painter P. Physical functioning in end-stage renal disease patients: Update 2005. Hemodial Int. 2005: 9: 218-35.
4) 上月正博. 腎不全透析患者における運動療法の効果. 腎臓リハビリテーション. 2013; 14: 10-7.
5) American College of Sports Medicine. ACSM's Guidelines for exercise testing and prescription (8th ed). 2009.
6) NKF-K/DOQI: K/DOQI clinical practice guidelines for cardiovascular disease in dialysis patients. Am J Kid Dis. 2005: 45 (suppl3): S1-S128.
7) O'Hare AM, Tawney K, Bacchetti P, et al. Decreased survival among sedentary patients undergoing dialysis: results from the dialysis morbidity and mortality study wave 2. Am J Kidney Dis. 2003; 41: 447-54.

8) Tentori F, Elder SJ, Thumma J, et al. Physical exercise among participants in the Dialysis Outcomes and Practice Patterns Study (DOPPS): correlates and associated outcomes. Nephrol Dial Transplant. 2010; 25: 3050-62.
 9) Smart N, Steele M. Exercise training in haemodialysis patients: A systematic review and meta-analysis. Nephrology. 2011; 16: 626-32.
10) Baria F, Kamimura MA, Aoike DT, et al. Randomized controlled trial to evaluate the impact of aerobic exercise on visceral fat in overweight chronic kidney disease patients. Nephrol Dial Transplant. 2014; 29: 857-64.
11) Greenwood SA, Koufaki P, Mercer TH, et al. Effect of exercise training on estimated GFR, vascular health, and cardiorespiratory fitness in patients with CKD: a pilot randomized controlled trial. Am J Kidney Dis. 2015; 65: 425-34.
12) 齊藤正和, 安藤美輝, 上脇玲奈, 他. 慢性腎臓病 (CKD) ステージ分類からみた心臓手術後リハビリテーションの安全性と効果の検討. 心臓リハビリテーション. 2011; 16: 202-6.
13) Belardinelli R, Georgiou D, Cianci G, et al. Randomized, controlled trial of long-term moderate exercise training in chronic heart failure: effects on functional capacity, quality of life, and clinical outcome. Circulation. 1999; 99: 1173-82.

〈武居光雄〉

VII. 運動指導

Question 2　CKD 患者ではどういった運動効果がありますか？その際に貧血管理は重要ですか？

Answer

1) 透析患者で定期的な運動習慣のある人は，非運動患者と比較して生命予後はよい．
2) 運動療法は身体能力の向上だけではなく，運動不足がもたらす疾患に対しても良好な効果をもたらす．
3) 軽度から中等度の腎不全の患者の運動療法の介入が重要．
4) 一般には最高酸素摂取量とヘモグロビン値との間には正相関が認められるが，透析患者の運動能を指標とした目標 Hb 値の推奨はない．

■ 1. 運動の効果

　健康の 3 要素は栄養・休養・運動の 3 つである．日本でも非感染性疾患および外因による死亡数への各種リスク因子の検討で死亡原因のトップは喫煙であるが，2 番目は高血圧，その次が低い身体活動である[1]．身体活動量が多い者や，運動をよく行っている者は，総死亡，虚血性心疾患，高血圧，糖尿病，肥満，骨粗鬆症，結腸がんなどの罹患率や死亡率が低いこと，また身体活動や運動がメンタルヘルスや生活の質の改善に効果をもたらすことがいわれている．さらに高齢者においても歩行など日常生活における身体活動が，寝たきりや死亡を減少させる効果のあることが示されている．生活習慣病の予防などの効果は，長期的には 10 分程度の歩行を 1 日に数回行う程度でも健康上の効果が期待できる．日本における歩行と死亡率の関係を調べた宮城コホート研究では 1 日 30 分以下は 1 時間以上の人に比べて 22％死亡率が高い[2]．

■ 2. 透析患者の運動療法

　体力は寿命と相関がある[3]．透析患者で定期的な運動習慣のある人は，非運動患者と比較して生命予後はよい[4]．透析患者は運動習慣のある人が少なく，日本では運動が週1回未満の透析患者は約40％，世界では52％である．しかし日本では運動プログラムを提供している施設は10％未満にすぎない．そして運動療法をしている患者が多い施設ほど，寿命が長いとの報告がある[5]．

　一般の人においてよく知られている運動の効用は末期腎不全の人にも適切である．さらに透析患者でみられる低い身体機能には潜在的に運動介入は可能である．末期腎不全の人における運動の研究はおよそ30年前に戻る．そして多くの介入，好気性トレーニング，抵抗運動，そして両者の組み合わせのプログラムは有益であると報告されている．最近，

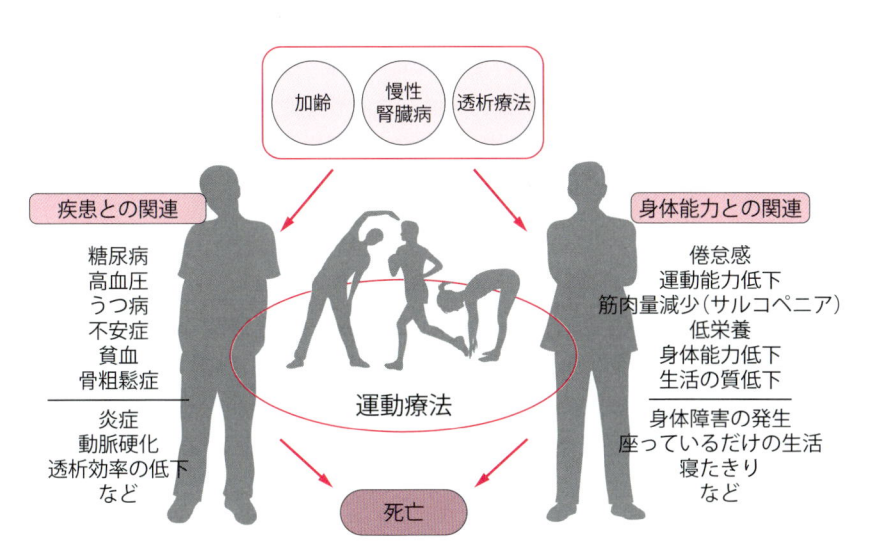

図1 ■ 運動不足がもたらす弊害と運動の効果（Johansen KL. J Am Soc Nephrol. 2007; 18: 1845-54[6] より改変）

運動療法は身体能力の向上だけではなく，運動不足がもたらす疾患に対しても良好な効果をもたらすとされている．

透析中の運動療法が一般的になってきており，安全であることが示されている．そして運動訓練プログラムに参加して重篤な傷害を起こしたという報告はない．いまや我々は透析患者のいつも行っている治療に運動を取り入れるときである[6]（図1）．

■ 3. なぜ透析実施中に行うとよいのか？

透析患者の運動不足がもたらすものには，倦怠感の原因，低栄養（たんぱく・カロリー低栄養），動脈硬化，骨粗鬆症，循環機能障害などの合併症を促進，筋力低下，体力低下などがある．血液透析中に行う運動療法は医療者の監視下で，運動中のバイタルサインや自覚症状の変化を詳細に観察できるため，合併症を有し運動機能が低下した高齢透析患者に対しても安全に実施できる方法である．血液透析中の時間が活用でき，運動継続率が高い[7]．

■ 4. これまでにどんな報告（効果）がなされているか？

透析患者に対する運動療法の効果には表1に示すように多くのことがいわれている．最大酸素摂取量の増加，筋力増強，日常生活活動（ADL）の改善，左室収縮機能の亢進，貧血の改善，不安，うつ，生活の質（QOL）の改善，透析効率（KT/V）の増加，動脈の脈波伝達速度の改善などがいわれている[8,9]．

表1 ■ 透析患者に対する運動療法の効果

- 最大酸素摂取量の増加
- 筋力増強
- ADLの改善
- 左室収縮機能の亢進（安静時・運動時）
- 心臓副交感神経系の活性化
- 心臓交感神経過緊張の改善
- 圧受容器反射の感度改善
- 貧血の改善
- 不安，うつ，QOLの改善
- 透析効率（KT/V）の増加
- 動脈の脈波伝達速度の改善
- レストレスレッグシンドロームの症状改善

■ 5. 尿毒症性サルコペニア

Fahal ら[10]は尿毒症性サルコペニアという言葉を使い，尿毒症性サルコペニアは年齢によるサルコペニアがCKDによって促進されるとしている．またCKD患者は筋肉消耗の危険性が高いのにもかかわらず熱心には治療されておらず，臨床家はESRDが進行し不可逆になった合併症に関心がある．CKDで元気な人や一般の方の健康管理に関する筋肉消耗の衝撃を考えると，骨格筋の合併症がまだ可逆性である時期である軽度から中等度の腎不全の患者を研究し，同定し骨格筋のホメオスターシスを維持する治療的戦略を導入し意味ある予防反応が得られる時期に回復させることは論理にあっている．おそらく尿毒症性サルコペニアという言葉は腎臓の分野でこの強烈な問題としての認識を与えるだろうとしている．

■ 6. 運動療法と貧血の管理[11]

血液透析（HD）患者に対する運動療法は，長期生存が望めるようになった1980年代から始められている．1990年より透析患者の貧血に対してrecombinant human erythropoietin（rHuEPO）が使用されるようになり透析患者の運動能は飛躍的に改善し，ADLはもとよりQOLも大きく改善した．貧血の改善によるこのような効果が酸素供給能の飛躍的増加による酸素摂取量の増加に起因する．しかし透析患者に対する運動療法は最高酸素摂取量を改善するが，rHuEPOを含むerythropoietin stimulating agent（ESA）が使われ始める前と後ではその改善効果には変わりがなかったとの報告がある[6]．また透析患者に対する運動療法に対するESAの効果をみた研究[12]では運動能の改善効果はごくわずかであった．またESAにより貧血の改善した透析患者における運動療法の効果の検討[13]でも，最大酸素摂取量の増加は認められなかった．この2つの研究から透析患者における骨格筋での好気的エネルギー代謝の障害が示唆された．

米英において，心不全や虚血性心疾患を有するHD患者1,233例を対象に，Ht値30％と42％を目標とし，急性心筋梗塞と死亡をprimary endpointとして行われたランダム化比較試験（RCT）であるNormal

Ht studyでは，高Ht値群の方が発症が多い傾向となり，途中で中止された[14]．わが国でも，日本透析医学会の統計調査を用いた5年生存に及ぼす検討結果などを参考に，2012年のCKD診療ガイドでは目標Hb値は10〜12g/dL，12g/dLを超えないように配慮となっている[15]．

QOLを指標としたRCTでは，いずれもHb値が高いほど有効であると報告されているが，運動能を指標とした目標Hb値の推奨は行われていない．HD患者の高齢化や心・血管系合併症を有する患者の増加にともない，この病態に応じた目標値の設定が必要である．

■ 文献

1) Ikeda N, Saito E, Kondo N, et al. What has made the population of Japan healthy? Lancet. 2011; 378: 1094-105.
2) Fujita K, Takahashi H, Miura C, et al. Walking and mortality in Japan: the Miyagi Cohort Study. J Epidemiol. 2004; 14: S26-32.
3) Myers J, Prakash M, Froelicher V, et al. Exercise capacity and mortality among men referred for exercise testing. N Engl J Med. 2002; 346: 793-801.
4) O'Hare AM, Tawney K, Bacchetti P, et al. Decreased survival among sedentary patients undergoing dialysis: results from the dialysis morbidity and mortality study wave 2. Am J Kidney Dis. 2003; 41: 447-54.
5) Tentori F, Elder SJ, Thumma J, et al. Physical exercise among participants in the Dialysis Outcomes and Practice Patterns Study (DOPPS): correlates and associated outcomes. Nephrol Dial Transplant. 2010; 25: 3050-62.
6) Johansen KL. Exercise in the end-stage renal disease population. J Am Soc Nephrol. 2007; 18: 1845-54.
7) 忽那俊樹, 松永篤彦, 南里佑太, 他. 血液透析時に実施した3か月間の運動療法によって運動機能とQOLの改善が得られた2例. 透析会誌. 2008; 41: 489-95.
8) 望月寿幸, 松尾善美, 森久賢一, 他. 透析中に行う運動療法. 臨床運動療法研究会誌. 2010; 12: 36-40.
9) 上月正博. 腎臓リハビリテーション―現況と将来展望―. リハ医. 2006; 43: 105-9.
10) Fahal IH. Uraemic sarcopenia: aetiology and implications. Nephrol Dial Transplant. 2014; 29: 1655-65.
11) 椿原美治. 運動療法と血圧管理. 第5回透析運動療法研究会. 抄録集.
12) Akiba T, Matsui N, Shinohara S, et al. Effects of recombinant human erythropoetin and exercise training on exercise capacity in hemodialysis patients. Artif

Organs. 1995; 19: 1262-8.
13) 松井則明, 木本成昭, 後藤 健, 他. rEPOにより貧血の改善した透析患者における運動療法の意義. 透析会誌. 1991; 24: 903-7.
14) Besarab A, Bolton WK, Browne JK, et al. The effects of normal as compared with low hematocrit values in patients with cardiac disease who receiving hemodialysis and epoetin. N Engl J Med. 1998; 339: 584-90.
15) ESAによる腎性貧血の治療はCKDの進行やCVDの発症を抑制するか？ エビデンスに基づくCKD診療ガイドライン2013. 日腎会誌. 2013; 55: 669-71.

〈庄司繁市〉

VII. 運動指導

Question 3 フレイルのある CKD 患者では，どんな運動療法を行えばよいでしょうか？

Answer

1) 運動療法は CKD の早期ステージから開始することが望ましい．初期の運動強度を軽度強度から中等度強度にし，時間をかけて徐々に進行させていく．
2) 注意点としては，関節痛など運動器障害や息切れ，胸痛など循環器障害の症状，尿毒症の症状の出現や進展に注意する．また，運動することで腎機能が低下していないかをチェックする必要がある．
3) 適度な運動療法は運動耐容能，筋力の向上および健康関連 QOL の改善をもたらす．運動療法により GFR やたんぱく尿が改善し，死亡や腎代替療法移行リスクを減らすことも最近報告されている．

　CKD 患者では体液異常・貧血・血行動態異常などの合併によって心機能が低下し，長期間の安静による廃用とあいまってフレイルや運動耐容能の低下を招いている．いくつかのガイドラインでは，CKD 患者への運動療法の重要性が述べられているが[1-3]，理想的な運動療法のプロトコールは十分に確立されてはいない．

■ 1. 運動に関するガイドライン

　アメリカスポーツ医学会から発表された「運動負荷試験と運動処方のガイドライン」[4]では，CKD 患者の運動処方は，一般向けの勧告をもとに，初期の運動強度を軽度強度（すなわち酸素摂取予備能の 40％未満）から中等度強度（すなわち酸素摂取予備能の 40〜60％）にし，そして患者の運動耐容能に基づいて時間をかけて徐々に進行させていくよ

表1 ■ CKD患者に推奨される運動処方（日本体力医学会体力科学編集委員会, 監訳. 運動処方の指針―運動負荷試験と運動プログラム―（原書第8版）. 東京: 南江堂; 2011[4]）より改変）

頻度	有酸素運動 3～5日/週 レジスタンス運動 2～3日/週
強度	中等度強度の有酸素運動［すなわち酸素摂取予備能の40～60％, ボルグ指数（RPE）6～20点（15点法）の11～13点］ レジスタンス運動は1-RMの70～75％
時間	有酸素運動：持続的な有酸素運動で20～60分/日, しかしこの時間が耐えられないのであれば, 3～5分間の間欠的運動曝露で計20～60分/日 レジスタンストレーニング：10～15回反復で1セット. 患者の耐容能と時間に応じて, 何セット行ってもよい. 大筋群を動かすための8～10種類の異なる運動を選ぶ 柔軟体操：健常成人と同様の内容が勧められる.
種類	ウォーキング, サイクリング, 水泳のような有酸素運動 レジスタンス運動のためには, マシーンあるいはフリーウエイトを使用する.

RPE: rating of perceived exertion（自覚的運動強度）, 1-RM: 1 repetition maximum（最大1回反復重量）.

うに修正すべきであると述べられている. レジスタンス運動は, 安定したCKD患者の総体的な健康のために重要である. CKD患者のためのアメリカスポーツ医学会の運動勧告を表1に示す.

■ 2. 運動療法の注意

運動療法の注意点としては, 関節痛など運動器障害や息切れ, 胸痛など循環器障害の症状, 尿毒症の症状の出現や進展に注意する. また, 運動することで腎機能が低下していないかをチェックする必要がある.

■ 3. 運動療法の身体機能への効果

CKD患者における運動の効果を明らかにした成績は少なく, また, 腎障害患者に推奨できる具体的な運動強度や運動時間はまだ明らかではない. 近年のメタ解析では, 腎障害患者における適度な運動は腎機能には悪影響を及ぼさずに運動耐容能, 筋力の向上および健康関連QOLの改善をもたらすという結果が示されている[5,6]. 低たんぱく食摂取下であってもたんぱく異化を防止するという報告もされている[7].

■ 4. 運動療法の腎機能への効果

運動の腎機能への効果としては，レジスタンス運動によりGFRの悪化はなく，非運動群に比べて有意に改善したとする報告や[8]，水中有酸素運動によりGFRやたんぱく尿は改善し，10年間の死亡や腎代替療法移行リスクを減らすことが報告されている[9]．有酸素運動とレジスタンス運動を組み合わせた運動療法を週3回（監視下2回，自宅1回）12カ月継続したところ，推定GFRの低下は非介入群に対して運動療法群では有意に低下した[10]．また，身体活動を高める歩行のみであっても，CKD患者の10年間の全死亡リスクを33％，腎代替療法移行リスクを22％低下させ，週当たり運動実施回数が高いほどそれらのリスクをより低下させることが報告されている[11]．

フレイルのある保存期CKD患者における運動療法が運動耐容能，筋力の向上，および健康関連QOLの改善だけでなく，腎機能維持のための介入手段の1つとしても期待されている．

■ 文献

1) 日本腎臓学会. エビデンスに基づくCKD診療ガイドライン2009. 日腎会誌. 2009; 51: 934-9.
2) 日本腎臓学会. CKD診療ガイド2012. 日腎会誌. 2012; 54: 1096-9.
3) Kidney Disease Improving Global Outcomes (KDIGO): Kidney Disease Improving Global Outcomes (KDIGO) clinical practice guideline for the management of blood pressure in chronic kidney disease. Kidney Int. 2012; (suppl 2): 347-56.
4) 日本体力医学会体力科学編集委員会, 監訳. 運動処方の指針―運動負荷試験と運動プログラム―（原書第8版）. 東京: 南江堂; 2011.
5) Johansen K, Painter P. Exercise in individuals with CKD. Am J Kidney Dis. 2012; 59: 126-34.
6) Heiwa S, Jacobson SH. Exercise training in adults with CKD: a systematic review and meta-analysis. Am J Kidney Dis. 2014; 64: 383-93.
7) Castaneda C, Gordon PL, Parker RC, et al. Resistance training to reduce the malnutrition-inflammation complex syndrome of chronic kidney disease. Am J Kidney Dis. 2004; 43: 607-16.
8) Castanede C, Gordon PL, Uhlin KL, et al. Resistance training to counteract the catabolism of a low-protein diet in patients with chronic renal insufficiency. A

randomized, controlled trial. Ann Intern Med. 2001; 135: 965-76.
9) Pechter U, Raag M, Ots-Rosenberg M. Regular aquatic exercise for chronic kidney disease patients: a 10-year follow-up study. Int J Rehabil Res. 2014; 37: 251-5.
10) Greenwood SA, Koufaki P, Mercer TH, et al. Effect of exercise training on estimated GFR, vascular health, and cardiorespiratory fitness in patients with CKD: a pilot randomized controlled trial. Am J Kidney Dis. 2015; 65: 425-34.
11) Chen IR, Wang SM, Liang CC, et al. Association of walking with survival and RRT among patients with CKD stages 3–5. Clin J Am Soc Nephrol. 2014; 9: 1183-9.

〈伊藤 修〉

VII. 運動指導

Question 4 CKD 患者において，運動を長続きさせるコツは何ですか？

Answer

1) 運動は本来継続性がない行為であるという認識を患者と医療者双方が共有し，それを前提とした対策をたてること．
2) 運動に関する患者のヘルスリテラシーを高めるために，運動と健康・疾病の関係について適切な情報提供を行うこと．
3) さまざまなコツが提唱されており，決定的なコツはないが，「快・不快原則」に沿うよう工夫することが大原則（低負担と娯楽性重視）．

続けることの困難さは誰もが身をもって知っている．行動科学の領域でも運動に限らず行為の継続性・習慣化を規定する因子は連綿と模索されてきたテーマであり，具体的なコツに関してもインターネットや印刷物上でいい尽くされている感が強い[1,2]．むしろ大事なのは使えるコツを見つけ出す，あるいは自分なりにさらにアレンジできるといった応用力である．そこで本稿では，コツの列記に先立って，それを選別し調整する際の一助としてもらうべく，多種多様なコツの背景にある，基本原則的な部分を要約して解説したい．

■ 1. CKD 患者への運動への介入の基本的な考え方

CKD 患者への運動療法は，脳卒中や骨折など急性イベントに対する急性期あるいは回復期医療としての期間限定リハビリテーションではなく，予防的リハビリテーションあるいは維持期リハビリテーションの領域といえる．

程度の差こそあれ CKD 患者は身体的不活発の傾向が強く，老化と体力低下は健常者以上に進行が速く，それらは様々な心身合併症や，

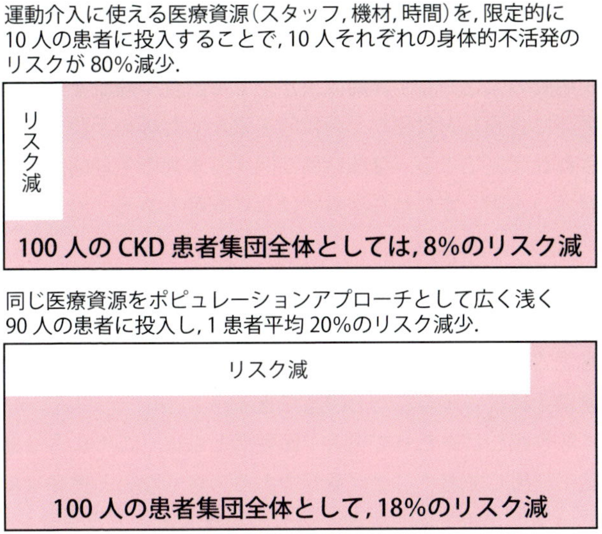

運動介入に使える医療資源(スタッフ,機材,時間)を,限定的に10人の患者に投入することで,10人それぞれの身体的不活発のリスクが80%減少.

リスク減

100人のCKD患者集団全体としては,8%のリスク減

同じ医療資源をポピュレーションアプローチとして広く浅く90人の患者に投入し,1患者平均20%のリスク減少.

リスク減

100人の患者集団全体として,18%のリスク減

図1 ■ ポピュレーションアプローチの考え方
1つの医療施設に通院中の100人のCKD患者への運動介入を想定.広く浅い介入でも集団全体としてはリスク減が図れる.

QOLと生命予後の悪化に大きく関与している. したがってすべてのCKD患者に対して継続的な運動への介入が必要である[3]. それは保険適応の有無にかかわらず「運動療法」という一人一人の患者への治療医学的な方法論だけですべてカバーできるものではなく, 後述のようにCKD患者という集団全体へのポピュレーションアプローチ[4] (図1) の概念を理解し, これを臨床の場においても個々の患者に適応することで運動習慣の普及と定着をはかる社会医学と臨床医学の複合的視点が求められる.

■ 2.「長続きする運動」という言葉の矛盾

継続可能性はCKDに限らず慢性疾患の運動療法の不可欠要件だが, 最も困難な課題でもあり[5], 実際自治体や医療機関が実施する各種運動教室の継続参加率は, 半年で5割程度とされる[6,7]. 運動はそもそも一

過性の行為であり，継続可能性という言葉とは相容れないからである．

健康の3要素；栄養，休養，運動のうち，前2者は生存に不可欠であり，短期間の欠乏でも生理的欲求が生じて飲食や睡眠を促すのに対し，運動は生存に必要な衣食住などの目的を果たすための手段であり，目的が果たされれば完了する．身体活動に関する本来の生理的欲求は無用な消耗・疲労の忌避，すなわち運動ではなく安静である．つまり「継続的な運動」，あるいは「運動習慣」という言葉自体がパラドックスであり，そのような矛盾した行動の継続は，運動したい，続けたいという心理的欲求あるいは認知の持続なしにはあり得ない．したがって運動継続は，運動に対する肯定的な認知と，運動しないことへの否定的認知を強化し，心理的欲求を継続させることと換言できる．

運動に取り組むにあたって患者・医療者ともに，このような運動の特性を明確に理解しておくことは重要である．さもないと運動は続けるのが当然で中断は挫折であり失敗という，高すぎる（ドグマティックな）目標設定となり，かえって負担感をまして継続可能性を損ねることになりかねない．運動への取り組みは，目標運動量までの不足分といった引き算で評価するのではなく，それまでの身体的に不活発な状態からどのくらい離脱できたかの足し算で考え，また運動からの途中離脱は不可避と想定して再開しやすい仕組みを最初から考えておくことが実践的（プラグマティック）な対応である．

■ 3. 運動に関する最新で適正なヘルスリテラシー

前述のような継続性のある運動に関する認知の土台となるのは，適正なヘルスリテラシー，すなわち運動と健康に関する最新の正しい知識の収集・理解とそれに基づく自主的な判断ができる能力である．

わが国では慢性疾患においても運動忌避・安静療養の考え方がまだ根強いが，CKDに限らず慢性疾患全般において運動は普遍的な健康習慣であり，逆に過剰な安静が明らかな不健康習慣であることはすでにわが国を含む国際的なコンセンサスとなっている[4,8]．

運動への取り組み前，そして取り組んでいる間にも，このような運動や安静に関する最新の医学的知見に沿って，1）運動の必要性，2）身

体的不活発の有害性, 3) 健康上適正な運動の種類や量, に関する情報 (の入手方法) を患者に提供し, 安静と運動はいずれもゼロリスクではないが, 運動の健康上のメリットはリスクを上回り, 安静を優先すべき状況はごく限定されることを理解してもらうのは, 患者が自分自身の自主的な取り組みとして運動を続けてゆく上で欠かせない「インフォームドコンセント (説明と同意)」といえる.

■ 4. 快・不快原則に沿わせる工夫

運動の継続性を規定する諸因子は, フロイトによって提唱された心理の2つの基本原則 "快・不快原則と現実原則"[9] に当てはめて考えると整理しやすい. 行動の継続には, 2つの原則の間に葛藤がない心的状態が必要である.

このモデルに沿っていえば, 前述のヘルスリテラシーの向上は, 現実原則に沿って運動の認知を「やるべき」へ, また無用な安静の認知を「やるべきでない」へとシフトさせる上で必要ということになる.

そして現実原則以上に長期継続性を左右するのが, 快・不快原則であり, 不快な要素, 特に負担あるいは負担感を減らし, やりがいや楽しさなど, 「快」の感情を強める工夫が, 継続性強化に不可欠である.

そしてこれらの工夫は, サイエンスではなくアートの領域であり, 理論の演繹ではなく多分に経験主義的である. 処方内容の固定的遵守が原則となる薬物療法や食事療法, あるいは事前のプロトコールに沿って進める臨床研究とはちがい, まずは始められることから小さく始め, 実践しつつ継続しやすいように患者ごとにオーダーメイド的に改良, あるいは継続困難と思われる場合は違う実施方法や異なった運動メニューに方向転換するという, いってみれば事業におけるリーンスタートアップの考え方[10] が適している[4].

■ 5. 運動の継続性を高めるコツ

上記1~4を前提として, 参考になると思われる留意項目を表1に示す.

最終目的は患者の運動の継続だが, そのためには医療側の介入が継続していなくてはならない. 医療者側の運動への介入の継続は, 運動を中

表1 ■ 運動を長続きさせるための快・不快原則に沿ったコツ

1) 小児教育的ではなく成人教育的な患者への介入（医療者）
   決めたことをやらせるのではなく，本人の興味と意向を尊重する．ティーチングよりコーチングの姿勢．

2) 小さく始める（患者，医療者とも）：リーンスタートアップ
   短期的有効性を求めて運動の種類，頻度，時間などを最初から固定的に考えずに，やれることから始めて，個々の患者に合わせて適宜内容を調整してゆく．

3) **体力維持のための運動（exercise for fitness）と，競技能力向上のための運動（exercise for performance）を混同しない**（患者，医療者とも）
   a) **運動強度は低くてもよい．**
      低強度の運動は後者では有効限界以下だが，前者では有効なので，中強度の運動にこだわる必要はなく，安静時間の短縮自体にも意味がある．
      同様に運動頻度や持続時間にも有効限界の閾値はなく，筋力や筋量増加がなくても，継続により身体機能の改善，QOL向上や，代謝改善効果などが期待できる．
   b) 運動メニューは多彩な方がよい．
      競技技能向上が目的ではなく，運動が続くことが第1の目的なので，運動種目を固定する必要はなく，日替わりでその日やれること，やりたいことをやるというスタイルでよい．
      またバランスのよい食事と同様，1種類の運動の継続より，持久的有酸素運動，レジスタンストレーニング（筋トレ），ストレッチ系運動のバラエティーを増やす方が健康上のメリットが大きい．

4) **具体的中間行動目標**を設定する（患者，医療者とも）
   a) 目的を達成すると運動の必要性はなくなってしまうので，具体的中間行動目標の設定を繰り返して最終目標（健康の維持，増進）へと近づけてゆく．
   b) 成功体験の蓄積による自己効力感（self-efficacy）強化
      自己効力感（self-efficacy）は，自分が行動を起こす前に抱く，遂行可能だろうという自己能力への信頼感であり，運動をすることの心理的負担を低減する．成功体験の蓄積は，自己効力感を最も強化するので，達成可能な中間目標の設定は重要である．

5) 仲間を作る，一緒に運動する（患者，医療者とも）
   a) 一緒に運動する仲間の存在は楽しさを増し，継続性を高める．これは参加者だけでなく，運動提供者側も同じで，複数施設での連携は，実施負担低減にもつながる．
   b) **医療者が患者と一緒に運動に参加することは，患者の運動継続性を高める**[10]．また医療者も運動のメリットが得られ，さらに運動経験を積むことで，患者へのコーチング能力が高まる．

6) **ポピュレーションアプローチの視点をもつ**（医療者）[4]（図1）
   個々の患者への介入，あるいは1つ1つの運動企画の継続に過度にこだわらず，興味をもった患者が新規参入しやすい実施形態，途中脱落しても再開しやすい仕組み（最初から継続参加を強制しない，低負担，興味を惹く多彩なメニューなど）をつくることで，集団としての患者の中に運動が定着し広がって行けば，その集団の健康リスクの低減がもたらされる[11]．

断した患者の再開，あるいは新規患者の運動の取り組みに不可欠であるから，個々の患者の運動が続くこと以上に重要ともいえる．したがって運動の継続性は，患者（参加者，実践者），医療者（企画者，提供者）両サイドから考えるべきである．

■ 文献

1) 安藤康宏. 透析患者が運動療法を続けるコツ. 臨牀透析. 2015; 31: 1049-56.
2) Bennett PN, Breugelmans L, Barnard R, et al. Sustaining a hemodialysis exercise program: a review. Semin Dial. 2010; 23: 62-73.
3) 安藤康宏. CKD 患者に対する地域での運動療法. In: 上月正博, 編著, 腎臓リハビリテーション. 東京: 医歯薬出版; 2013. p.444-52.
4) 安藤康宏. 透析患者の身体的不活発へのポピュレーションアプローチ. 透析医会誌. 2015; 30: 488-93.
5) 安藤康宏. 運動療法の壁. 腎と透析. 2010; 69: 461-2.
6) Dishman R, Sallis, J. Determinants and interventions for physical activity and exercise. In: Bouchard C, et al. editors. Physical activity, fitness and health: International preceding and consensus statement. Champaign, IL. Human Kinetics Publishers; 1994. p.214-38.
7) Greenwood SA, Lindup H, Taylor K, et al. Evaluation of a pragmatic exercise rehabilitation programme in chronic kidney disease. Nephrol Dial Transplant. 2012; 27 (Suppl 3): iii 126-34.
8) 厚生労働省. 健康づくりのための身体活動基準, および指針（アクティブガイド）. 2013. http://www.mhlw.go.jp/stf/houdou/2r9852000002xple-att/2r9852000002xpr1.pdf
9) Higgins ET. Beyond pleasure and pain. Am Psychol. 1997; 52: 1280-300.
10) エリックリース（著）, 井口耕二（訳）. リーンスタートアップ. 東京: 日経 BP 社; 2012.
11) Tentori F, Elder SJ, Thumma J, et al. Physical exercise among participants in the Dialysis Outcomes and Practice Patterns Study（DOPPS）: correlates and associated outcomes. Nephrol Dial Transplant. 2010; 25: 3050-362.

〈安藤康宏〉

VII. 運動指導

Question 5 透析中の運動療法について，やり方と注意点を教えてください

> **Answer**
> 透析中という特殊かつ限定的な条件下での運動では，
> 1) 導入にあたってリスクを排除し，体力テストに基づいた運動処方に沿って行う．
> 2) 効果・目的を明確に設定する．
> 3) ストレッチ運動，有酸素運動，筋力トレーニングの3種目セットで行うのが理想的である．

■ 1. 運動療法の導入と維持〜リスクマネージメント（図1）

運動をさせていいかどうかの判断作業（第1ステップ）と，体力テスト（運動負荷試験や筋力測定など第2ステップ）の2ステップのリスク評価が不可欠である．これらの情報をもとに，個々人に合わせた運動処方を提供する．まず第1ステップで問診・視診・検査などにより患者が抱える問題点を可能な限り洗い出す．問診では循環器，運動器を中心に胸痛や息切れ，骨・関節症状などの自覚症状，既往歴を聞き，家族歴では特に比較的若年血縁者の心血管疾患や突然死について聞き取る．生活習慣では喫煙や運動歴を尋ねる．診察では内科的身体所見はもちろんだが，運動器に関しても，自発痛や圧痛の有無，関節可動域のチェック，膝関節や脊柱などの軸（アライメント）のねじれについても可能な範囲で調べるとよい．血液検査や胸写は，日常診療程度で十分だが，運動負荷試験前に安静時心電図だけは必須である．この時点で，運動負荷試験の絶対禁忌に該当するような症例は運動禁止し，相対禁忌に該当する患者はリスクをコントロールすることを考える．例えば軽度の胸痛や胸部不快感・不整脈感，コントロールされていない高血圧症，糖尿病，

```
メディカルチェック①（リスクの評価）
    ↓         ↓         ↓
絶対的運動禁忌  相対的運動禁忌
              ↓        運動負荷試験適応
           （リスクの        ↓
            コントロール）
                    メディカルチェック②（体力測定）
                    （運動負荷試験・身体機能評価）
              ↓              ↓
         運動療法非適応      運動療法適応
              ↓              ↓
          （リスクの      運動処方（強度・時間・頻度）
           コントロール）      ↓
                        （運動療法開始）
                             ↓
                         定期的な再評価
```

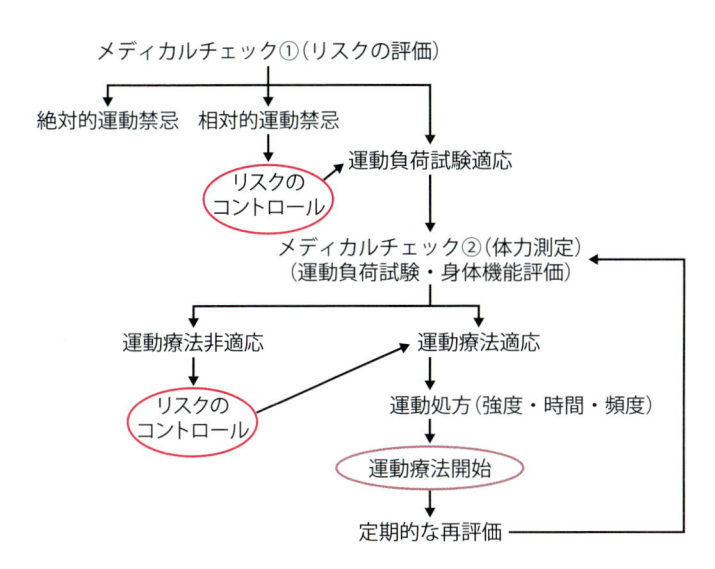

図1 ■ メディカルチェックのプロセス

肝機能障害，内分泌機能異常，骨・関節障害などがあれば治療あるいは専門科への受診勧奨をする．これらの過程を経てリスクがコントロールされたら初めて運動負荷試験に進むことが可能となる．

　第2ステップは体力測定である．運動負荷試験[1]や筋力測定，可能であれば身体組成などもチェックする．運動負荷試験は持久系運動（有酸素性運動）の強度を処方する根拠となるが，この試験で新たなリスクが明らかになる場合もある．運動負荷試験中の胸部症状や運動器症状の出現，ST-T異常や不整脈の検出などである（運動療法非適応）．その場合はリスクコントロールへと進む．ここまでの過程をすべてクリアして運動療法適応と判断され，運動処方の後に運動開始となる．運動を始めて順調に継続したら，定期的に再評価をして問題がないかどうか監視し，運動処方の更新をしなければならない．

■ 2. 透析中の運動の特徴と目的

　透析中の運動療法の特徴は，まず監視型の運動である点で，事故や体

調不良にもすぐに対処できるのが利点である．次は姿勢が限定される点（ベッドなら臥位，チェアなら座位もしくは臥位）で，抗重力筋トレーニングとしては負荷が不十分であるが，逆に下肢への荷重がないため，筋力低下により自立歩行困難な患者でも運動可能である．重力負荷が不足する透析中の運動は，筋の活動性を高め維持すること〜いわゆる運動神経を養うことを主眼とし，非透析時の運動で自立歩行に必要な抗重力筋にしっかりと刺激を与え筋力増強を目的とするのが望ましい．可能なら運動導入時から2本立てで取り組んで行くのが理想である．なお，自転車漕ぎ（エルゴメーター）やウォーキングなどの有酸素運動は，どちらの状態でも施行可能なエクササイズと考えられ，透析患者の心機能維持に有用である．

■ 3. 運動のプログラムと注意点

透析開始後30分〜1時間経過し，全身状態が安定した頃に，準備運動（ウォーミングアップ〜ストレッチング）を十分とって，主運動（メインパート）では検査で得られた運動強度を守り，最後に整理運動（クールダウン〜主にストレッチング）を丁寧に行うことが大切である．また，運動強度を変える際は，十分に時間をかけて徐々に目的の運動強度に至るよう注意しなければならない．最後のクールダウンでは，急に運動を停止せずゆっくりと心拍出量を落としていくように注意する．また，有酸素運動でも筋力トレーニング（筋トレ）でも有効に酸素を取り込めるよう，呼気を意識した呼吸法を心がけることが大切である．

プログラム[2]は，準備運動としてのストレッチング5分→チューブを用いた筋力トレーニング10〜15分→有酸素運動として自転車漕ぎ（エルゴメーター）10〜30分→整理運動としてのストレッチング5分という構成を基本にするとよい．どのエクササイズも多関節運動であり，よいアライメントを保つ，すなわち膝とつま先の向きが同じになっている（内股や，逆にガニ股にならない）ように留意する．透析中なので十分な針固定の配慮が必要となる．

❶ ストレッチング

足関節の伸展・屈曲と外回し・内回し，股関節の内旋・外旋，骨盤を

中心に身体を揺らす，肩関節の上げ下げや回転，首の運動（前後左右の曲げや回転），大体二頭筋のストレッチングなどが可能である．怪我や痛みのあるときは無理をさせず，過度の伸展や屈曲は控える．ストレッチングは，準備運動・整理運動ともに共通でよい．

❷ チューブ運動

大腿四頭筋のトレーニングのために，膝の伸展，下肢の内転・外転，股関節の屈曲などを行う．股関節の屈曲は大腰筋が主動筋となるので，臥位の方がやりやすい．体力に応じて回数・セット数や，チューブの強度調節を行う．

❸ 自転車漕ぎ（エルゴメーター）

嫌気性代謝閾値（AT）以下の運動強度を守って行う有酸素運動で，心肺持久力の向上を目的とするトレーニングである．運動時間と AT に相当する心拍を超えない負荷量（ペダルの重さと回転数）が運動処方の要点となる．嫌気性代謝閾値（AT）以下の運動強度が安全で心肺持久力改善効率が高い．

■ 文献

1) 谷口興一. 総論: 運動と呼吸・循環系の連関; 運動と O_2 輸送: In: 谷口興一, 伊藤春樹, 編. 心肺運動負荷テストと運動療法. 東京: 南江堂; 2004. p.36-49.
2) 松嶋哲哉. 透析患者における運動と効果: 臨床と研究. 透析会誌. 2103; 28: 94-100.

〈松嶋哲哉〉

VII. 運動指導

Question 6　ロコトレとはどのような運動ですか？CKD 患者にはどのような効果が期待できますか？

Answer

1) ロコトレは運動器の機能低下を予防し回復させるためのトレーニングである．
2) CKD 患者は運動機能低下を生じやすいことから日々の生活にロコトレを行うことが重要である．
3) 片脚立ち，スクワット，ストレッチングを紹介する．

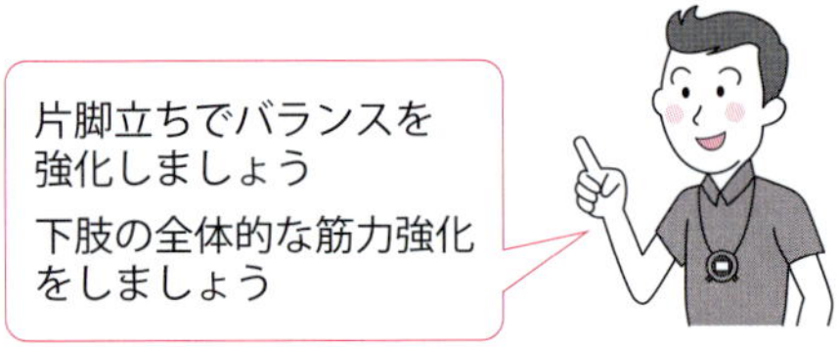

片脚立ちでバランスを強化しましょう
下肢の全体的な筋力強化をしましょう

①足あげ

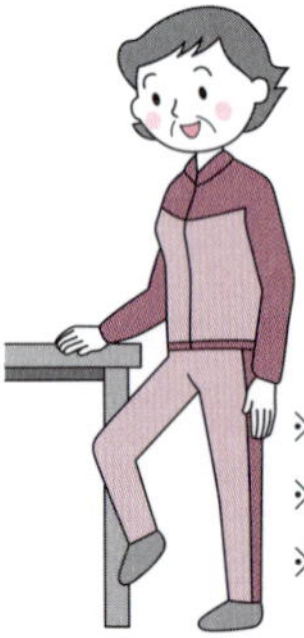

①背すじをまっすぐにして片手を横の台につきます．
②片脚のももを上げたまま少し止めます（数十秒から 1 分間）．
③ゆっくりもとの位置におろしてください．

※最初は 5 回ずつから始めましょう．
※左右交互に行ってください．
※転倒しないように，机の近くで行ってください．

図 1 ■ 片脚立ち

■1. ロコモティブシンドロームとロコトレ

ロコモティブシンドローム（ロコモ）は加齢や運動不足よって生じる運動器の機能低下を総称している[1]．高齢者の多いCKD患者においてもロコモに陥る危険が大きく，転倒・骨折や骨関節疾患の原因となるので予防が大切である．ロコトレは日常生活において器具を使わずにどこでも安全にみんなができるロコモの予防トレーニングである[2]．ロコトレは2つ推奨されているが，ロコトレ1は「片脚立ち」である．転倒しないように机や椅子などのつかまるものがあるところで片脚を上げて1分間維持する．連続してできない場合も合計1分間行う．左右を1分ずつで1日3回行う．効果としてはバランスの強化と歩行の改善が期待される（図1）．

ロコトレ2は「スクワット」である．肩幅よりやや広くスタンスを取り，膝を曲げて腰を落としていく．椅子に座るように腰を下ろして膝

①椅子に腰かけるようにお尻をゆっくりおろします．
②最初は軽くお尻をさげるように行ってください．

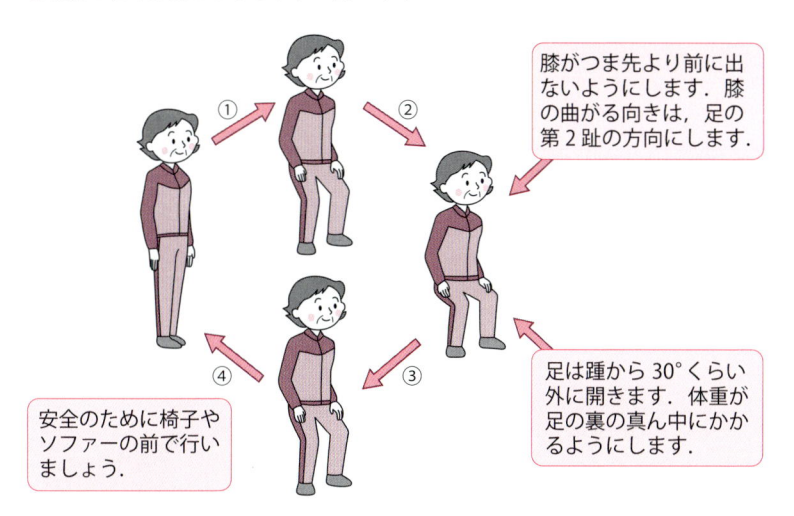

図2 ■ スクワット

がつま先より前に行かないよう気をつける．呼吸に合わせて 5～6 回をセットにして 1 日 3 回行う．決して深く屈曲させないようにする．かえって膝痛の原因になる．このロコトレは下肢の筋力向上につながる．大腿部から足部まで，体を支える下肢筋力の維持や強化は自立した生活を送るための秘訣である（図 2）．

■ 2. ストレッチングのすすめ

その他に CKD 患者におすすめの背中や上肢のストレッチングを紹介する．背中は円くなっていないかチェックする．壁に手をついてゆっくり背中や脚の付け根を伸ばす．ついでに踵を上げると足の筋力訓練にもなる（図 3）．次に腕の押し引きである．背中の姿勢をまっすぐにして両手を前に伸ばす．次に肘を曲げて両腕を後ろに引く．この時にできるだけ肩甲骨を意識して広げたり寄せたりする（図 4）．立位でも座位でもできる運動である．動きの悪くなった肩甲骨の可動性をよくすることで，肩こりや五十肩の予防にもなる．

運動療法は言葉の通り運動による病気の治療方法である．しかし，疾患に応じた方法や各個人の状態に対応した治療方法を処方しないと効果が得られないばかりか副作用まで起こりうることを認識しなければなら

- 日常の立ち座りを丁寧にするだけでも効果あり
- 立ったついでに踵上げを 5 回しましょう
- 足の付け根や背中をよく伸ばすように意識しましょう

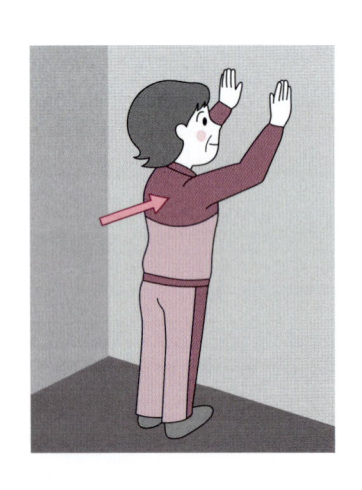

図 3 ■ 背中のストレッチング

*肩甲骨の動きをだします．
*肩甲骨周囲の筋肉の血行を改善します．

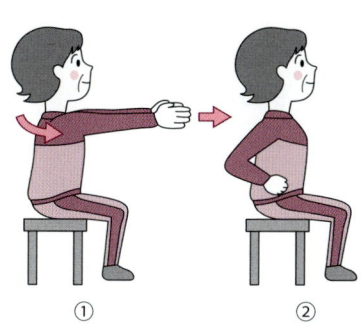

①両腕を前に伸ばして両手を合わせ，そのまま体が動かさないようにしながら両手だけを前に突き出しましょう．

②次に，体は動かさないようにしながら両肘を真横から後ろに動かします．

*ゆっくりと行い，それぞれ止まったところで5秒待ちましょう

図4 ■ 肩腕のストレッチング

ない．ロコトレはリスクの少ない共通の運動療法として広く行っていただきたい運動である．毎日の小さな運動習慣が体にとって大きな効果をもたらす．

■ **文献**

1) 日本整形外科学会: ロコモティブシンドロームとは. http://www.joa.or.jp/jp/public/locomo/index.html
2) 石橋英明. ロコチェックの運動機能低下の予見性と, ロコトレの運動機能改善効果. 医学のあゆみ. 2011; 236: 353-9.

〈山本智章〉

VIII. 栄養＋運動療法

Question 1 運動するにあたりどのタイミングで栄養摂取すればよいですか？またどんな栄養素が有用ですか？

> **Answer**
> 1) 摂取すべき栄養素としては，分岐鎖アミノ酸（BCAA）やβ-ヒドロキシβ-メチル酪酸（HMB）の有用性が報告されている．
> 2) 運動療法と併用した栄養摂取のタイミングとしては，一般的に運動の直後が推奨されている．

■ 1. 運動療法との併用で摂取すべき栄養素

サルコペニアの予防・改善を目指した場合，摂取すべき栄養素としては，分岐鎖アミノ酸（BCAA）やβ-ヒドロキシβ-メチル酪酸（HMB）などがあげられている[1]．BCAAのなかでも特にロイシンの有用性が着目されており，ロイシンは細胞内のmTOR（mammalian target of rapamycin）を活性化し，たんぱく質の同化刺激として作用することが知られている．そのため，ロイシンだけを摂取しても筋たんぱくの同化が効率的に促進されることはなく，あくまで他の必須アミノ酸と同時に摂取することが有用とされている．そのようななかで，Katsanosらはロイシンの組成を41％にまで高めた必須アミノ酸と，26％の必須アミノ酸（ホエイたんぱく同等）の筋たんぱく同化作用を比較し，高ロイシン組成のアミノ酸を摂取した方がたんぱく同化作用が高かったことを報告している[2]．もう1つのHMBはロイシンの中間代謝物であり，骨格筋の同化促進および異化抑制の作用があることが報告されている[3]．また，近年報告されたシステマティックレビューでも，HMBには骨格筋量を増加させる効果があるとまとめられている[4]．

一方で，運動療法との併用を考慮した場合の摂取すべき栄養素としては，いまだ十分なコンセンサスが得られていない．2000年以降に絞っ

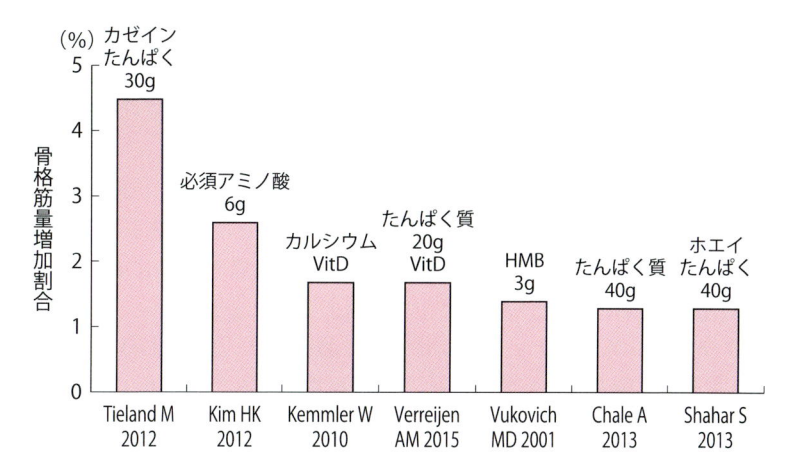

図1 ■ 運動と栄養の併用療法の骨格筋量増加効果

ても，骨格筋量増加を目指した研究は数多く報告されており，運動療法単独，栄養療法単独，それに運動と栄養の併用療法による骨格筋量増加効果が示されている．いずれの療法もある程度の骨格筋量増加効果は示しているものの，なかでも運動と栄養の併用療法の効果が安定的に高い効果を示している（図1）．そのため，高齢者のサルコペニアの予防・改善には運動と栄養の併用療法が推奨されるが，栄養療法として使用される栄養素については統一がなされておらず，様々な栄養素を用いた報告が散見される．さらに，報告されている研究毎に，対象となっている高齢者の基本属性（人種，体格）に大きなバラツキがあり，現時点では運動療法との併用で有用な特定の栄養素を示すことは難しい．そのなか

表1 ■ 運動療法との併用で摂取すべき栄養素とその摂取方法

①摂取栄養素：BCAA，HMB，ホエイたんぱく，カゼインたんぱく，ビタミンDなど
②摂取タイミング：運動の直前もしくは直後
③介入頻度：毎日
④介入期間：24週間程度
⑤その他：運動療法としてレジスタンストレーニングを併用すべき

で，運動療法との併用で有用性が報告されている栄養素としては，BCAA，HMB，ホエイたんぱく，カゼインたんぱく，ビタミンDなどであり，運動療法に加えてこれらの栄養素を摂取することで骨格筋量の増加効果が期待できる（表1）．

また，ビタミンDにはサルコペニアの予防・改善効果に加えて，転倒予防効果も認められている．Shimizuらが報告した日本人高齢者を対象としたコホート研究では，血中ビタミンD濃度〔25(OH)D〕が20ng/mL未満になると転倒の発生率が高まることを示している[5]．また，コクランのシステマティックレビューにおいては，25(OH)Dが20ng/mL未満の高齢者に対してはビタミンDを投与することによって，転倒発生率を抑制することが可能であると報告している．

■ 2. 運動療法併用時の栄養摂取のタイミング

運動療法と併用して栄養摂取する場合には，一般的には運動直後が推奨される．しかしながら，運動前にアミノ酸を摂取することの方が好ましいとする報告もあり[6]，運動直後の摂取が好ましいとする報告[7]と混在している．ただし，運動前1時間や運動1時間後の摂取では明らかに筋たんぱく同化の効果が減弱するとされていることから，現時点では運動直後に摂取することを推奨するが，運動直前でもある程度の上乗せ効果は期待できると考えられる．

■ 文献

1) Cruz-Jentoft AJ, Landi F, Schneider SM, et al. Prevalence of and interventions for sarcopenia in ageing adults: a systematic review. Report of the International Sarcopenia Initiative（EWGSOP and IWGS）. Age Ageing. 2014; 43: 748-59.
2) Katsanos CS, Kobayashi H, Sheffield-Moore M, et al. A high proportion of leucine is required for optimal stimulation of the rate of muscle protein synthesis by essential amino acids in the elderly. Am J Physiol Endocrinol Metab. 2006; 291: E381-7.
3) Wilkinson DJ, Hossain T, Hill DS, et al. Effects of leucine and its metabolite β-hydroxy-β-methylbutyrate on human skeletal muscle protein metabolism. J Physiol. 2013; 591(Pt 11): 2911-23.
4) Wu H, Xia Y, Jiang J, et al. Effect of beta-hydroxy-beta-methylbutyrate sup-

plementation on muscle loss in older adults: a systematic review and meta-analysis. Arch Gerontol Geriatr. 2015; 61: 168-75.
5) Shimizu Y, Kim H, Yoshida H, et al. Serum 25-hydroxyvitamin D level and risk of falls in Japanese community-dwelling elderly women: a 1-year follow-up study. Osteoporos Int. 2015; 26: 2185-92.
6) Tipton KD, Rasmussen BB, Miller SL, et al. Timing of amino acid-carbohydrate ingestion alters anabolic response of muscle to resistance exercise. Am J Physiol Endocrinol Metab. 2001; 281: E197-206.
7) Drummond MJ, Dreyer HC, Fry CS, et al. Nutritional and contractile regulation of human skeletal muscle protein synthesis and mTORC1 signaling. J Appl Physiol (1985). 2009; 106: 1374-84.

〈山田 実〉

VIII. 栄養＋運動療法

Question 2　栄養と運動療法を組み合わせることにより，どんな効果が期待されますか？

> **Answer**
> 1) MFGMと運動の組み合わせはフレイル改善に効果的である．
> 2) ロイシン高配合の必須アミノ酸と運動の組み合わせはサルコペニア改善に有効である．
> 3) 栄養と運動の組み合わせによる効果を4年間追跡してみると筋肉量，筋力，歩行機能の低下抑制，転倒率の減少との長期効果を認める．

■ 1. フレイル/サルコペニアに対する支援策

2001年Friedらは，「筋力の衰え，歩行速度の低下，活動量の減少，疲労，体重減少」の5つの判定項目のなかで，3つ以上に該当する場合をフレイルと定義している[1]．この定義に基づくフレイル改善策は，筋力向上，歩行速度改善，活動量の上昇，気力維持，体重維持に有効な支援である．

一方，1989年Rosenbergは加齢に伴うlean body massの低下をサルコペニアと定義している[2]．この定義を反映するサルコペニア改善策は，筋肉量の上昇を目指す支援である．2010年European Working Group on Sarcopenia in Older People（EWGSOP）によるサルコペニアの定義は，「筋肉量の減少＋筋力低下」，「筋肉量の減少＋身体機能低下」，「筋肉量の減少＋筋力低下＋身体機能低下」である[3]．この定義を反映するサルコペニア改善策は，筋肉量の上昇のみならず，筋力向上，身体機能改善を図る支援である．

フレイルやサルコペニアを効率よく改善するためには，多様な危険因子のなかで，可変的要因を見出し，その改善に焦点を当てた包括的支援

が有効である．可変的要因として注目されているのは骨格筋の不使用と栄養不良である．

■ 2. フレイル高齢者に対する栄養と運動の組み合わせの効果

フレイル高齢者に対する運動と栄養の組み合わせの効果を検証するために，包括的健診に参加する75歳以上の都市部在住高齢女性1,835人にFriedらの定義を適用し，該当者331人を選定する．なか，介入参加者131名をrandomized controlled trial（RCT）によりMFGM（milk fat globule membrane）群32人，placebo群33人，運動＋MFGM群33人，運動＋placebo群33人を割付け，週2回，1回当たり1時間の運動指導とMFGMあるいはplaceboを1日1g提供する栄養指導を3カ月間実施，その4カ月後の追跡調査を実施し，フレイル解消率を検証する．

その結果，図1に示すように，指導後，追跡時ともに運動と栄養の組み合わせ群でフレイル解消率は有意に高いことを検証している[4]．

■ 3. サルコペニア高齢者に対する栄養と運動の組み合わせの効果

現段階で，サルコペニア改善のための取り組みとしては，運動指導と栄養補充が最も効果的である．高齢者の筋量上昇や筋力向上にはレジス

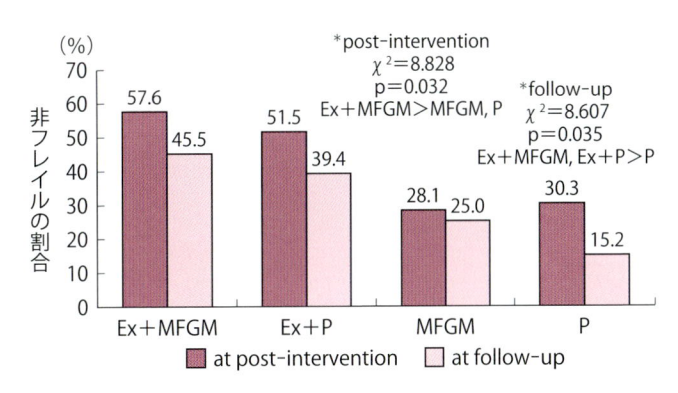

図1 ■ 介入後，追跡時における運動と栄養の組み合わせによるフレイル解消率（Kim H, et al. PLoS One. 2015; doi:10.1371/journal.pone.0116256）[4]

タンス運動が有効であると多くの研究で指摘している．一方，筋たんぱく質合成は，血液中のアミノ酸濃度に影響され，血液中のアミノ酸濃度が上昇すると筋たんぱく質合成速度が速やかに増加する．なかでもロイシン高配合の必須アミノ酸の摂取がより効果的であることが確認されている．

75歳以上の地域在住サルコペニア高齢者（155名）を対象にRCTによる運動，栄養，運動＋栄養の組み合わせの効果を簡単に紹介する．

運動指導は，週2回，1回当たり60分のレジスタンス運動を，栄養補充はロイシン高配合の必須アミノ酸3.0gを1日2回（1日6.0g補充）提供する指導を3カ月間実施する．指導前後における四肢の筋肉量（図2）と通常歩行速度（図3）は，栄養，運動，運動＋アミノ酸補充の3群で有意な上昇が観察される．

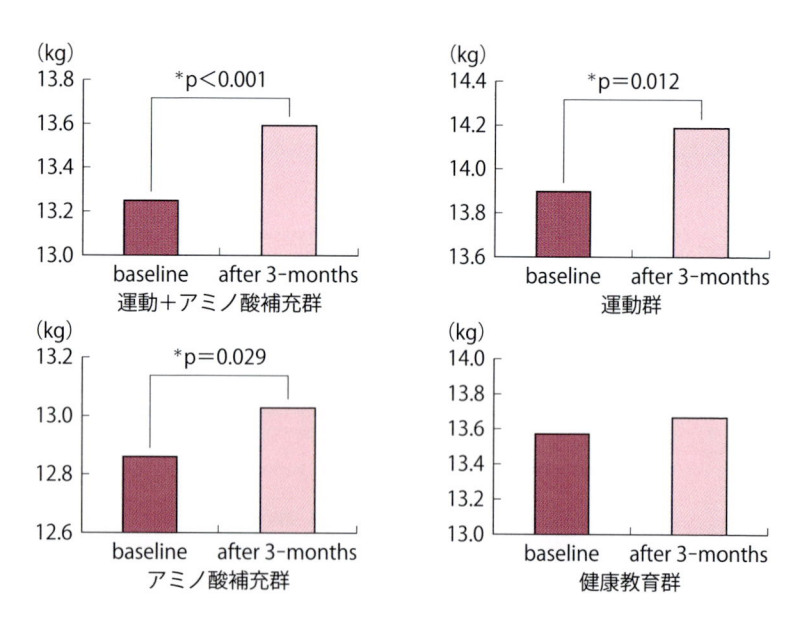

図2 ■ 3カ月間の介入による四肢の筋肉量の変化（Kim H, et al. J Am Geriatr Soc. 2012; 60: 16-23[5]）より改変）

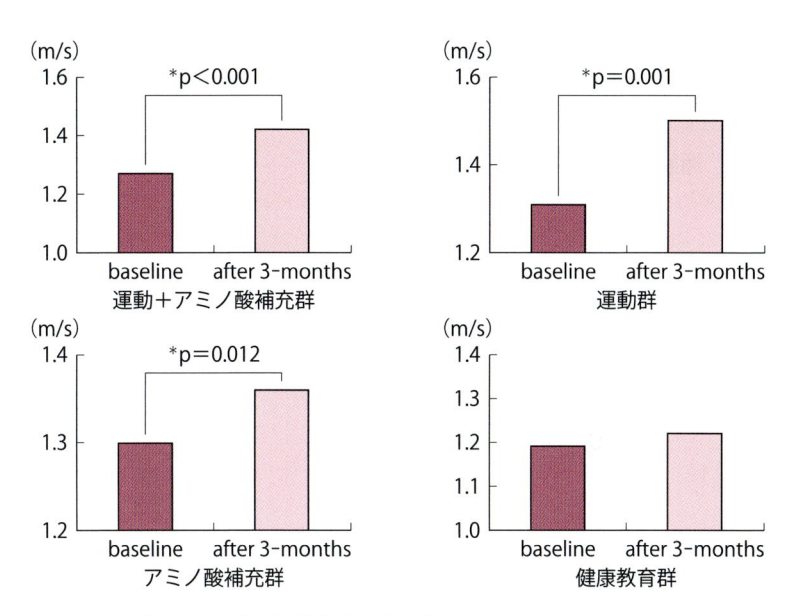

図3 ■ 3カ月間の介入による通常歩行速度の変化（Kim H, et al. J Am Geriatr Soc. 2012; 60: 16-23[5] より改変）

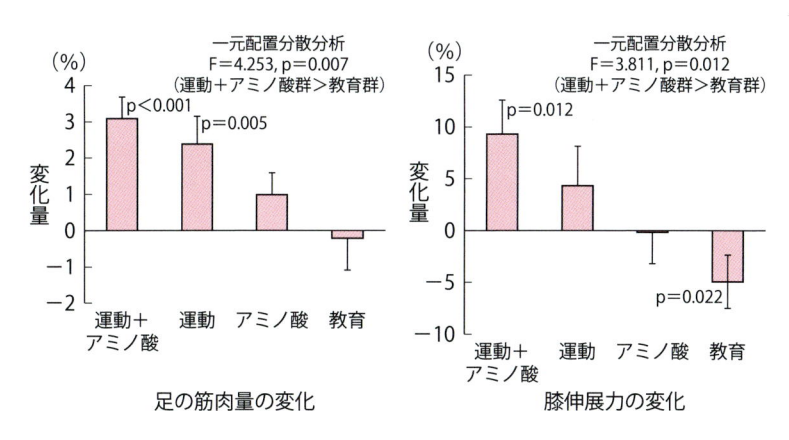

図4 ■ 足の筋肉量と膝伸展力の変化（Kim H, et al. J Am Geriatr Soc. 2012; 60: 16-23[5] より改変）

足の筋肉量は，運動，運動＋アミノ酸の組み合わせ群で有意に上昇するが，下肢筋力を評価する膝伸展力は運動＋アミノ酸の組み合わせ群のみで有意な向上を認める（図4）[5]．

■ 4. 運動と栄養の組み合わせの長期効果

前述の155名を対象とする3カ月間の運動・栄養指導への参加者155人，不参加者149名である．4年後に行う追跡調査では，介入参加者

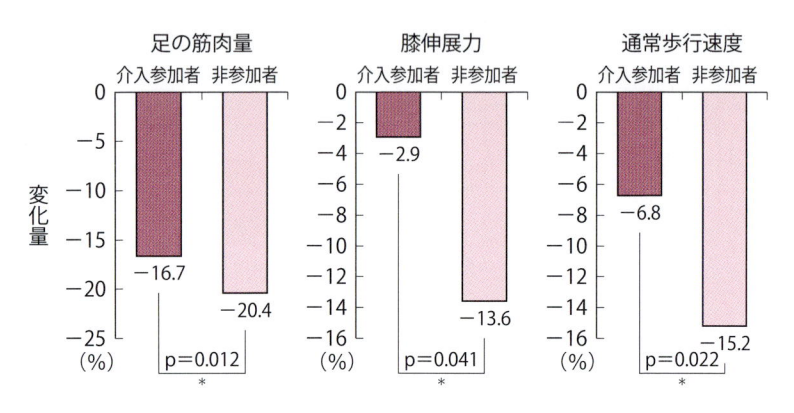

図5 ■ 4年間の変化量（Kim H, et al. Geriatr Gerontol Int. 2016; 16: 175-81[6] より改変）

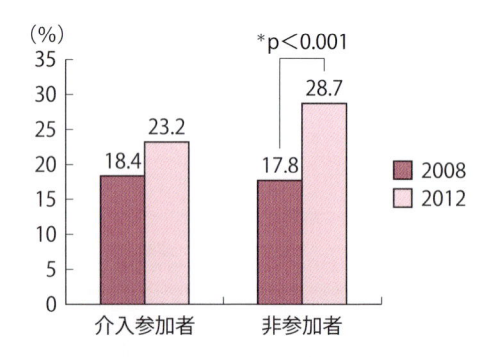

図6 ■ 転倒率の比較（過去1年間の転倒率）（Kim H, et al. Geriatr Gerontol Int. 2016; 16: 175-81[6] より改変）

135人（87.1％），不参加者124人（83.2％）のデータを収集している[6]．

4年間の変化量を介入参加群と不参加群で比較した結果，足の筋肉量，膝伸展力，通常歩行速度の減少率で有意差がみられ，運動＋栄養の組み合わせ指導を受ける群の減少率が抑制されている（図5）．

さらに，過去1年間の転倒率は，2008年介入開始時の介入参加者18.4％，不参加者23.2％である．2012年に追跡調査時の介入参加者17.8％，不参加者28.7％と介入参加者で転倒率が抑制されることを検証し（図6）[6]，運動と栄養の組み合わせによる長期効果を確認している．

おわりに

フレイルあるいはサルコペニアを効率よく改善するためには，様々な危険因子のなかで，可変要因の解消に焦点を当てる的確な支援策の構築がポイントである．現段階では，運動単独あるいは栄養補充単独よりは，運動と栄養の組み合わせがより効果的であることを多くの研究で認める．

■ 文献

1) Fried LP, Tangen CM, Walston J, et al. Frailty in older adults: evidence for a phenotype. J Gerontol A Biol Sci Med Sci. 2001; 56: M146-56.
2) Rosenberg IH. Summary Comments. Am J Clin Nutr. 1989; 50: 1231-3.
3) Cruz-Jentoft AJ, Baeyens JP, Bauer JM, et al. Sarcopenia: European consensus on definition and diagnosis: Report of the European Working Group on Sarcopenia in Older People. Age Ageing. 2010; 39: 412-23.
4) Kim H, Suzuki T, Kim M, et al. Effects of exercise and milk fat globule membrane（MFGM）supplementation on body composition, physical function, and hematological parameters in community-dwelling frail Japanese women: A randomized double blind, placebo-controlled, follow-up trial. PLoS One. 2015; doi:10.1371/journal.pone.0116256.
5) Kim H, Suzuki T, Saito K, et al. Effects of exercise and amino acid supplementation on body composition and physical function in community-dwelling elderly Japanese sarcopenic women: a randomized controlled trial. J Am Geriatr Soc. 2012; 60: 16-23.
6) Kim H, Suzuki T, Saito K, et al. Long-term effects of exercise and amino acid

supplementation on muscle mass, physical function and falls in community-dwelling elderly Japanese sarcopenic women: A 4-year follow-up study. Geriatr Gerontol Int. 2016; 16: 175-81.

〈金 憲経〉

VIII. 栄養＋運動療法

Question 3　CKD 患者において栄養と運動療法の併用効果はありますか？

> **Answer**
> 1) CKD 患者において，栄養＋運動療法は骨格筋のアミノ酸代謝を改善する．
> 2) 低たんぱく療法を行っている場合は，十分量のエネルギーを確保する．
> 3) 透析患者は非透析日を含め，必要栄養量の確保と定期的な運動が重要である．

　CKD 患者が身体活動度を維持するためには，適切な栄養と定期的な運動が必要である．CKD 患者はステージに応じてたんぱく質摂取量を変更する必要があるため，本稿では，1) 低たんぱく療法施行時の栄養＋運動療法，2) 血液透析患者における栄養＋運動療法，を中心に概説する．

■ 1. 低たんぱく療法施行時の栄養・運動療法
❶まずは十分なエネルギー量を確保する

　CKD 患者は保存期の時点から身体活動度が低く，健常人と比べ，筋肉量，筋力や身体機能が低下している．40 歳以上の地域住民を対象とした韓国の国民健康栄養調査[1]によると，四肢骨格量が減っている住民は減っていない住民と比較し，エネルギー摂取量（男性：33 vs 26，女性：28 vs 23kcal/kg/日）およびたんぱく質摂取量（男性：1.14 vs 0.88，女性：0.97 vs 0.79g/kg/日）が約 2 割少なかった．

　一方で，30〜35 kcal/kg 体重/日のエネルギー量を確保して低たんぱく食（目標：0.6g/kg/日または 0.3g/kg/日＋ケト酸補充）が行われれば，CKD ステージ G5 においても，上腕筋周囲長や電気インピーダンス法

表1 ■ 低たんぱく療法施行中における運動療法の効果

N	年齢(歳)	研究期間 (デザイン)	運動	効果	文献
27	64	12週間 (RCT)	筋トレ 45分間	体細胞量の増加 筋線維横断面積の増加 体重の維持 上下肢の筋力増加 ロイシン酸化の増加 トランスサイレチンの上昇	3
				血清CRPおよびIL-6の低下 血清トランスフェリンの上昇 筋線維横断面積の増加 握力の増加	4
				骨格筋ミトコンドリアのDNAコピー数が増加	5

で計測した体たんぱく量（body cell mass）は健常人と差がないと報告されている[2]．したがって，CKD患者に低たんぱく食を実践する場合は，十分なエネルギー量（30〜35kcal/kg体重/日）を確保するように指導し，サルコペニアを予防する必要がある．

❷運動療法の効果

低たんぱく療法中のCKD患者における運動療法の効果は，単独施設の少人数による検討しかない（表1）[3-5]．12週間の筋トレを行うと，たんぱく制限（0.64g/kg体重/日）単独群と比較し，サルコペニアや栄養指標が改善する．最近では，CKDステージG3またはG4患者が週3回の筋トレまたは有酸素運動を行うと，1年間の腎機能低下速度が緩やかになることが観察されている[6]．

■ 2. 血液透析患者における栄養＋運動療法

❶栄養補給と運動のタイミング

運動の効果を高めるためには，できるだけ運動と近い時間に栄養を補給した方がよい．その理由として，1）運動によってインスリンの感受性や反応性が改善するため，インスリンを介した細胞内へのブドウ糖やアミノ酸輸送が良好になる，2）運動した直後では，炭水化物はグリ

表2■透析前運動＋透析中栄養補給による骨格筋アミノ酸代謝への効果

透析前の運動	透析中の栄養補給	透析後の筋代謝	文献
自転車こぎ （15分間）	15％アミノ酸液 300mL 50％ブドウ糖液 150mL 10％脂肪乳剤 150 mL	前腕の筋肉内へのアミノ酸取り込みが増加 異化亢進が改善	7
下肢筋トレ （最大反復回数1回の75％に相当する重さを12回×3セット）	経腸栄養剤 2缶 （1缶あたり 497kcal, たんぱく質 16.7g, 炭水化物 52.8g, 脂質 22.7g）	前腕の筋肉内アミノ酸代謝の改善	8

コーゲンとして貯蔵されやすい，3) 運動によるインスリン作用の増強により，たんぱく質摂取後に筋肉量や筋力が増えやすい，などがあげられる．

❷栄養＋運動療法による骨格筋代謝への効果（表2）

透析時に運動と栄養補給を組み合わせることで，骨格筋のアミノ酸代謝が改善する．血液透析前に有酸素運動（自転車こぎ）を行い，透析中に高カロリー輸液を行うと，高カロリー輸液単独と比較し，透析中の前腕筋への必須アミノ酸の取り込みが2倍増え，アミノ酸バランスが正となる[7]．同様に，血液透析前に筋トレを行うと，透析中の経口栄養補給によるアミノ酸バランスがプラスになることが観察されている[8]．

❸栄養＋運動療法の長期効果

栄養＋運動療法の長期効果については，小人数によるランダム化比較研究しかない．22名の血液透析患者を対象として，透析前の筋トレと透析中の経腸栄養剤の補給を6カ月間続けると，経腸栄養剤単独と比較し，除脂肪量や最大下肢筋力には差がなかったものの，併用群で体重が有意に増えた[9]．一方，29名の血液透析患者を対象として，16週間の筋トレ＋たんぱく含有または非含有の経腸栄養剤を摂取すると，全群で筋力や身体機能の改善度には差がなく，栄養剤による追加効果は認められなかったとの報告もある[10]．protein energy wastingを合併した血液透析患者21名を対象に，透析中のエルゴメーターによる運動と栄養補給の併用療法（6カ月間）を検証した前向き介入試験[11]が行われ，

身体機能や生活の質の改善を認めたが,除脂肪量や大腿四頭筋力の改善はみられなかった.

以上より,透析日だけの介入では効果が十分でないため,非透析日にも定期的に運動し,運動後に十分な栄養補給が行うことが必要と思われる.

おわりに

一般高齢者と同様,CKD患者においても運動療法の有用性は明らかになっている.保存期腎不全で低たんぱく食を指導している場合は,まずは十分量のエネルギーを確保し,運動療法をすすめる必要がある.一方,透析患者は,透析時に運動＋栄養療法を行っても効果が十分でないため,非透析日を含めた指導が重要となる.

■ 文献

1) Moon SJ, Kim TH, Yoon SY, et al. Relationship between stage of chronic kidney disease and sarcopenia in Korean aged 40 years and older using the Korea National Health and Nutrition Examination Surveys (KNHANES IV-2, 3, and V-1, 2), 2008-2011. PLos One. 2015; 10: e0130740.
2) Cupisti A, Licitra R, Chisari C, et al. Skeletal muscle, and nutritional assessment in chronic renal failure patients on a protein-restricted diet. J Intern Med. 2004; 255: 115-24.
3) Castaneda C, Gordon PL, Uhlin KL, et al. Resistance training to counteract the catabolism of a low-protein diet in patients with chronic renal insufficiency. Ann Intern Med. 2001; 135: 965-76.
4) Castaneda C, Gordon PL, Parker RC, et al. Resistance training to reduce the malnutrition-inflammation complex syndrome of chronic kidney disease. Am J Kidney Dis. 2004; 43: 607-16.
5) Balakrishnan VS, Rao M, Menon V, et al. Resistance training increases muscle mitochondrial biogenesis in patients with chronic kidney disease. Clin J Am Soc Nephrol. 2010; 5: 996-1002.
6) Greenwood SA, Koufaki P, Mercer TH, et al. Effect of exercise training on estimated GFR, vascular health, and cardiopulmonary fitness in patients with CKD: A pilot randomized controlled trial. Am J Kidney Dis. 2015; 65: 425-34.
7) Pupim LB, Flakoll PJ, Levenhagen DK, et al. Exercise augments the acute an-

abolic effects of intradialytic parenteral nutrition in chronic hemodialysis patients. Am J Physiol Endocrinol Metab. 2004; 286: E589-97.
8) Majchrzak KM, Pupim LB, Flakoll PJ, et al. Resistance exercise augments the acute anabolic effects of intradialytic oral nutrition supplementation. Nephrol Dial Transplant. 2008; 23: 1362-9.
9) Dong J, Sundell MB, Pupim LB, et al. The effect of resistance exercise to augment long-term benefits of intradialytic oral nutritional supplementation in chronic hemodialysis patients. J Ren Nutr. 2011; 21: 149-59.
10) Molsted S, Harrison AP, Eidemak I, et al. The effects of high-load strength training with protein- or nonprotein-containing nutritional supplementation in patients undergoing dialysis. J Ren Nutr. 2013; 23: 132-40.
11) Hristea D, Deschamps T, Paris A, et al. Combining intra-dialytic exercise and nutritional supplementation in malnourished older hemodialysis patients: Towards better quality of life and autonomy. Results from the pilot randomized ACTINUT trial. Nephrology（Carlton）.（in press）.

〈加藤明彦〉

索引

数字

2ステップテスト	134
6分間歩行テスト	117
10m歩行テスト	119
25(OH)D	44, 228

あ行

亜鉛	157
悪液質（カヘキシア）	75, 84
アクティグラフ	106
握力	124
アミノ酸	56
製剤	190
アライメント	218
アリストロキア酸	172
アルブミン	26
移動機能	132
ウエスト周囲長	57
うつ病	
危険因子	96
診断基準	95
発見する手がかり	95
運動器	132
運動機能評価尺度	134
運動訓練プログラム	204
運動処方	199
運動耐容能	117, 127, 208
運動パフォーマンス	117
運動療法	126, 202, 212, 227
栄養管理	63, 136
栄養障害	24, 78
二重負荷	137
栄養状態	115
栄養スクリーニング	7
栄養不良	56
栄養補給	186
栄養療法	227
エネルギー	187
摂取不足	2
摂取量	143
摂取量低下	141
調整用食品	14
不足を疑うサイン	141
嚥下誘発テスト	91
炎症	29, 109
炎症性サイトカイン	109
エンドセリン	21
塩分摂取の基準	194

か行

開眼片脚立ち	121
介護保険申請	1
改訂水飲みテスト	89
過栄養	35
隠れ肥満	36
加工食品	183
ガス輸送	127
片脚立ち	222
カリウム	171
カルニチン	166
漢方薬腎症	172

基準体重	143
基礎代謝量	143
揮発性酸	19
客観的指標	6
筋たんぱく異化	93
筋肉	35
筋肉内脂肪	58
筋肉量の評価	41
筋の活動性	220
筋力	54
経口・経腸栄養剤	160, 187
経済的背景	113
ケール	172
血液透析（透析）	25, 78, 158
血管石灰化	177
血清シスタチンCの推算式	73
ケト酸サプリメント	146
ゲルマニウム	174
嫌気性代謝閾値	129, 221
健康関連QOL	209
原発性（一次性）サルコペニア	55, 62
高カロリー輸液	190, 239
高血糖	192
抗重力筋	220
高ナトリウム血症	147
高リン血症	176
高齢者	36
高齢者の肥満	37
国際腎栄養代謝学会	75
骨格筋量	54, 227

さ行

細辛	174
最大酸素摂取量	129
サプリメント	171
サルコペニア（筋肉減少症）	54, 92, 93, 121, 123, 135, 139, 226, 230, 238
摂食嚥下障害	60
サルコペニア肥満	137
酸化ストレス	169
軸	218
実測体重	147
脂肪	35
脂肪重量比	57
脂肪乳剤	190
社会参加	197
重複障害者	197
主観的包括的栄養アセスメント	5, 51
小児CKDの食事療法基準	147
食塩制限の解除	141
食塩摂取量	146, 193
食事記録法	17
食事摂取量調査	10
食事療法	142
基準	137, 143, 194
食品添加物	177, 180
植物性食品中のリン	181
食物繊維	151
食物テスト	89
自律神経機能評価	106
神経・骨格筋障害	159
心血管イベント	110
心血管合併症	159
心腎関連	200
心臓リハビリテーション	200
腎臓リハビリテーション	200

身体活動レベル	143	窒素バランス	191
身体機能	2, 117	着色水テスト	91
身体計測	39	中心静脈栄養剤	160
身体所見	6	長鎖脂肪酸	166
身体組成の評価	35	低栄養	29, 35, 109
心肺運動負荷試験	128	低栄養透析患者への栄養	
腎不全	75	サポート	140
水溶性ビタミン	153	低カリウム血症	192
スギナ	172	低血糖	192
スクワット	223	低たんぱく質特殊食品	146
ストレッチング	224	低たんぱく食	237
生活環境	113	低ナトリウム血症	147, 195
生活の質	78	低リン血症	192
生体電気インピーダンス	52	転倒リスク	57
分析	14	転倒率	235
生命的予後	97	天然型ビタミンD	163
摂食嚥下機能訓練	63	銅	157
セレン	157	等尺性膝伸展筋力	124
線維化	21	透析患者における栄養障害	138
早期離床	63	透析間体重増加量	193, 194
総リンパ球数	30	透析期	136, 147
		糖尿病性腎症	145

た行

		動物性食品中のリン	181
大うつ病性障害	96	動脈硬化	29
診断基準	96	ドクダミ	172
代謝性アシドーシス	151	トランスサイレチン	141
大腿筋肉面積	37	トレイルメイキングテスト	99
体たんぱく	188		
立ち上がりテスト	133		

な行

たんぱく質	187	
エネルギー栄養障害	186	内因性酸産生量	19
制限	17	内臓脂肪	58
摂取量	144	内膜中膜複合体厚	37
調整食品	14	二次性サルコペニア	55, 62
		二次性副甲状腺機能亢進症	164
地中海食	149	日本人の食事摂取基準	143, 144

乳酸生成	129	ホモシステイン	155
尿毒症性サルコペニア	205		
脳血管性認知症	98		

は行

廃用症候群	197
バナジウム	174
パフォーマンスステータス	105
反復唾液嚥下テスト	89
ビタミンB_1	154
ビタミンC	155
ビタミンD	44, 56, 228
結合たんぱく	46, 162
標準化たんぱく異化率	10, 16
標準体重	143, 147
病歴	6
微量元素	157
製剤	159
疲労の評価法	103
貧血	205
不揮発性酸	19
腹膜透析	25, 158
ガイドライン	50
不良な栄養状態	96
フレイル（虚弱）	123, 139, 230
ヘルスリテラシー	214
ヘルペスウイルス	106
防已	174
歩行速度	54
減少率	235
補助食品	159
保存期	136
栄養・代謝障害	138
補体活性化	21
ポピュレーションアプローチ	213

ま行

末期腎不全の食欲不振の原因	140
マンガン	157
慢性疲労症候群	105
味覚・嗅覚障害	159
味覚低下	141
ミトコンドリア	166
無機リン含有食品添加物	183
メタボリックシンドローム	36, 59
問診	5

や行

有酸素運動	210, 220
有病率	65
輸液	140
ユビキチン・プロテアソーム系	71
抑うつ	170

ら行

リスク管理	198
リスク評価	218
理想体重（ドライウェイト）	139, 147
リハ栄養	62
リン吸収率	180
リン吸着剤	176
リン制限食	182
リン/たんぱく質比	182
レジスタンス運動	209, 231
ロイシン	72, 232
ロコトレ	134, 222
ロコモ25	132

ロコモティブシンドローム　223

A

ADL	78
AGEs	169
Alb（Albumin）	30
Alzheimer病	98
AT	221
ATP	128

B

BCAA	226
BIA（bioelectrical impedance analysis）	52

C

CHN（Chinese herb nephropathy）	172
CKD	75, 124, 135
栄養障害	75
目標とするBMI	148
CKD-MBD（CKD-mineral and bone disorder）	163
CONUTスコア	32
CPP（Calciprotein particle）	177
CRP	29
Cu	157

D

DBP（Vitamin D-binding protein）	46, 162

E

EBPG（European Best Practice Guideline）	159
ESA（erythropoietin stimulating agent）	158, 205

F

FGF23	176
frailty index	65
frailty phenotype	65

G

G5D	147
GNRI（Geriatric nutritional risk index）	24, 113, 115
GPS（Glasgow prognostic score）	28

H

HMB	226

I

IDPN	140
insulin/IGF-1シグナリング	71
ISRNM	75

K

Klotho	178

L

LOH症候群	170

M

major depressive disorder	96
Maroniの式	16
MCI（mild cognitive impairment）	98

MFGM (milk fat globule membrane) 231
MIA (malnutrition, inflammation and atherosclerosis) 症候群 81, 109, 139
MICS 81
MIS 25
MMSE (Mini-Mental State Examination) 99
Mn 157
modified GPS 28

N

NEAP (net endogenous acid production) 19
nPCR 138

O

ODA 6
OE 法 92
OPNI (Onodera's Prognostic Nutritional Index) 28

P

PEW (protein-energy wasting) 75, 81, 84, 137

Q

QOL 78

R

refeeding 症候群 192

S

Se 157
SF-36 103
SGA (Subjective Global Assessment) 5, 51
SPPB (short physical performance battery) 120

T

TTR 141

V

VDR 作動薬 164

Z

Zn 157

いまさら訊(き)けない!
CKD患者 栄養(えいよう)・運動療法(うんどうりょうほう)の
考(かんが)えかた, やりかたQ&A　　　ⓒ

発　行	2016年6月10日　1版1刷
編著者	加藤(かとう)明彦(あきひこ)
発行者	株式会社　中外医学社
	代表取締役　青木　滋
	〒162-0805　東京都新宿区矢来町62
	電　話　(03)3268-2701(代)
	振替口座　00190-1-98814番

印刷・製本／三和印刷(株)　　　　　＜KS・YT＞
ISBN978-4-498-22430-8　　　　　Printed in Japan

JCOPY　＜(社)出版者著作権管理機構 委託出版物＞

本書の無断複写は著作権法上での例外を除き禁じられています．
複写される場合は，そのつど事前に，(社)出版者著作権管理機構（電話 03-3513-6969, FAX 03-3513-6979, e-mail: info@jcopy.or.jp）の許諾を得てください．